感染相关常用药物
速查手册

主　编 ｜ 卢洪洲　　陈广斌

编　委 ｜ 孟现民　梁力勉　余云霓

　　　　陈　超　郑优柔

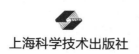

上海科学技术出版社

图书在版编目（CIP）数据

感染相关常用药物速查手册 / 卢洪洲，陈广斌主编
. -- 上海：上海科学技术出版社，2023.5
ISBN 978-7-5478-6164-6

Ⅰ. ①感… Ⅱ. ①卢… ②陈… Ⅲ. ①抗感染药—手册 Ⅳ. ①R978-62

中国国家版本馆CIP数据核字（2023）第070781号

感染相关常用药物速查手册
主　编　卢洪洲　陈广斌

上海世纪出版（集团）有限公司 出版、发行
上海科学技术出版社
（上海市闵行区号景路 159 弄 A 座 9F-10F）
邮政编码 201101　　www.sstp.cn
江阴金马印刷有限公司印刷
开本 787×1092　1/16　印张 8.5
字数：163 千字
2023 年 5 月第 1 版　2023 年 5 月第 1 次印刷
ISBN 978-7-5478-6164-6/R·2754
定价：35.00 元

本书如有缺页、错装或坏损等严重质量问题，请向工厂联系调换

内 容 提 要

　　本书作者结合多年临床实践经验,在参考当前国内外相关文献资料的基础上,精选9大类154种感染疾病相关常用药物进行重点介绍,便于广大感染病科临床医务人员、药师在短时间内快速了解其合理用药要点,特别是肝肾功能不全者、孕妇、儿童等特殊人群的用药选择、剂量及使用注意事项等。书中也对药物的常见相互作用、不良反应作简要介绍,并对部分在临床工作中让人常感困惑的相似药物或易忽略的用药细节问题进行小结,更具参考价值。

　　本书作者团队多年来在感染性疾病临床医治、科研等一线,积累了丰富的抗感染相关用药实践经验,保证了本书的权威性和实用性。

前　言

　　感染性疾病在治疗过程中,往往涉及多系统、多种类的药物。同时,市面上不断推出新药,药学知识的更新也越来越快,药品说明书篇幅越来越长。现在医院中分科越来越细,不常涉及抗感染相关药物的医务人员,不易把握合理用药要点及重点注意事项;一些同类药物的临床应用区别常易忽略,例如那屈肝素、依诺肝素、普通肝素各自的特点、使用要点、注意事项等;有些药物如常用抗凝药的代谢特性及肝肾功能不全者的选药及用药剂量等,医务人员常感困惑。

　　针对上述情况,本手册在参考药品说明书、药典和现行教科书的基础上,结合多年临床实践经验,对感染性疾病常用药物的合理用药要点进行简明扼要的归纳整理。涉及抗病毒药、抗细菌及抗真菌用药、抗炎免疫调节用药、抗凝抗血小板用药、止血及升血小板用药、麻醉镇静镇痛用药、呼吸系统用药、心血管系统用药、消化系统用药及微生态制剂等9类154种药物。每种药大致包括药理作用、适应证、常规剂量及特殊人群(肝肾功能不全、孕妇、小儿)剂量、注意事项(禁忌证、使用要点)、常见相互作用、常见不良反应、常用规格等。本手册还对部分在临床工作中让人常感困惑而临床实践中需用药物的使用要点进行小结、汇总，作为附录，共 12 个，供读者参考。

本手册简便、实用，方便读者在短时间内快速了解临床诊疗过程中最需要的、最核心的合理用药信息，基本能满足临床医师、药师、护士对感染性疾病相关常用药物的使用需求。

本手册编写者皆来自深圳市第三人民医院。深圳市第三人民医院拥有由 1008 张负压病房床位组成的重大传染病应急定点收治院区和感染性疾病国家临床医学研究中心，共有 1600 张病床，三年来收治住院患者 1.5 万余例，对感染相关常用药物使用积累了一定的经验。深圳市疫情防控公共卫生专家组组长、深圳市第三人民医院卢洪洲院长，携手长期参与感染性疾病临床救治工作的陈广斌主任药师、副主任医师共同担任主编。梁力勉、余云霓、陈超、郑优柔等临床药学主管药师参与编写，孟现民主任药师参与审核工作，广东海洋大学在读研究生陈永淇同学做了大量的文字处理、编排等方面的工作。

需要指出的是，不排除我们参考的药品说明书与读者所使用的药品说明书因版本不同而有不同之处。本手册中凡遇到与读者所用药物的药品说明书不同的，请以新的药品说明书为准。此外，书中有少数几种药物，我们翻译自国外原版英文说明书，仅供参考。

因编者水平有限，时间仓促，本手册疏漏之处在所难免，敬请读者批评指正。同时，本手册仅供读者参考，不具法律、法规等用途。

编　者

2023 年 5 月

目　　录

二、抗细菌及抗真菌用药 033

一、抗病毒用药

◈ 1. 奈玛特韦/利托那韦

药理作用 ▶ 奈玛特韦是一种蛋白酶 Mpro(3C -样蛋白酶,3CLpro)的拟肽类抑制剂,抑制 3C -样蛋白酶,使其无法处理多蛋白前体,从而阻止病毒复制。利托那韦抑制 CYP3A 介导的奈玛特韦代谢过程,从而升高奈玛特韦血药浓度。

用法用量 ▶

1) 奈玛特韦 300 mg(150 mg × 2 片)联用利托那韦 100 mg(100 mg × 1 片),1 次/12 h,口服给药,连续服用 5 d。奈玛特韦必须与利托那韦同服。整片吞服,不得咀嚼、掰开或压碎。漏服未超过 8 h,补服一剂;超过 8 h,不补服。

2) 肾损伤患者:根据肾小球滤过率(estimated glomerular filtration rate,eGFR)调整剂量,其单位为 $[ml/(min \cdot 1.73\,m^2)]$。轻度肾损伤患者(60≤eGFR< 90)无须调整剂量。中度肾损伤患者(30≤eGFR<60),应将本品的剂量减少至奈玛特韦/利托那韦 150 mg/

100 mg，1 次/12 h，持续 5 d。重度肾损伤（eGFR＜30）患者不应使用本品，包括血液透析下的终末期肾病患者。

3）肝损伤患者：轻度（Child-Pugh A 级）或中度（Child-Pugh B 级）肝损伤患者无须调整本品剂量。重度肝损伤患者不应使用本品。

注意事项 ▶

1）注意肾小球滤过率（eGFR）与肌酐清除率（creatinine clearance rate，CrCl）的概念不同，不能以肌酐清除率代替肾小球滤过率。肌酐清除率很低时，eGFR 仍可能≥30。按 2006 年《中华肾脏病杂志》全国 eGFR 课题协作组的相关 eGFR 计算公式，推荐网上 eGFR 计算器：https：//www. 23bei. com/tool/603. html，供参考使用。

2）孕产妇：只有孕妇的潜在获益大于对胎儿的潜在风险时，才能在妊娠期间使用本品。产妇在本品治疗期间以及本品治疗结束后 7 d 内应停止哺乳。

3）本品在 18 岁以下患者的安全性和有效性尚未确定。

4）半乳糖不耐受、总乳糖酶缺乏或葡萄糖-半乳糖吸收不良等罕见遗传性疾病患者禁用本品。

5）肝肾功能正常时，因奈玛特韦/利托那韦（NMV - r）中起相互作用的主要成分：利托那韦的半衰期为（6.149±2.241 3）h，奈玛特韦的半衰期为（6. 053 ± 1.793 9）h，理论上停药后经 5 个半衰期，也即约 48 h 后，利托那韦基本代谢排出，可以恢复服用 NMV - r 前的用药方案。国内也有经验是要求停药 72 h 后恢复服用 NMV - r 前的用药方案。

不良反应 ► 腹泻、消化不良、呕吐、肌痛、味觉倒错、头晕、肝功能检查异常等。

相互作用 ► 任何经 CYP3A 代谢的药物或 CYP3A 抑制剂/诱导剂都可能与 NMV－r 产生相互作用,应全面评估药物相互作用的影响、权衡利弊后再使用。下文列举出与 NMV－r 联用有显著相互作用的药品,未列举的其他药品,尚不能认为与 NMV－r 联用是安全的。临床可通过查询英国利物浦大学药物相互作用网站(https://www. covid19-druginteractions. org/checker)、国内外药品说明书和相关指南等,评估相互作用的影响程度,进而采取密切监测、剂量调整、药物替代或暂停用药等药物治疗管理措施。

1) NMV－r 与以下药物合用,可升高以下药物血药浓度:阿呋唑嗪、哌替啶、吡罗昔康、丙氧芬、雷诺嗪、来那替尼(Neratinib)、维奈托克(Venetoclax)、胺碘酮、苄普地尔、决奈达隆、恩卡尼、氟卡尼、普罗帕酮、奎尼丁、夫西地酸、阿斯咪唑、特非那定、利福布汀、鲁拉西酮、氯氮平、匹莫齐特、喹硫平、双氢麦角胺、麦角新碱、麦角胺、甲基麦角新碱、西沙必利、洛伐他汀、辛伐他汀、洛美他派(Lomitapide)、阿伐那非、西地那非、伐地那非、氯拉草酸、地西泮、舒乐安定、氟西泮、咪达唑仑、三唑仑等。

2) NMV－r 与以下药物合用,可降低以下药物血药浓度:伏立康唑。

3) NMV－r 与以下药物合用,可降低 NMV－r 血药浓度:贯叶连翘(圣约翰草)、卡马西平、苯巴比妥、苯妥英钠、利福平等。

4）NMV－r与以下药物合用，可升高NMV－r血药浓度：伊曲康唑。

规格 ▶ 奈玛特韦片/利托那韦片组合包装：150 mg/片，100 mg/片。

◇ 2. 莫诺拉韦

药理作用 ▶ 莫诺拉韦是一种前体药物，体内可代谢为核苷类似物N－羟基胞苷（NHC），经磷酸化后形成活性形式N－羟基胞苷三磷酸（NHC－TP）。NHC－TP通过诱导病毒错误突变发挥抗病毒作用：NHC－TP通过病毒RNA聚合酶渗入病毒RNA中，致使病毒基因组中错误累积，从而抑制病毒复制。

用法用量 ▶ 成人0.8 g/次，2次/d，连续服药5 d。整粒吞服。不可掰开、碾碎或咀嚼服用。若漏服本品未超过10 h，患者应尽快服药并按照正常服药方案服用下次剂量。若漏服本品超过10 h，患者无须服用漏服剂量，可按照正常服药方案服用下次剂量。患者不能通过单次服用双倍剂量（1.6 g）弥补漏服剂量。

注意事项 ▶

1）不建议在妊娠期使用。育龄女性应在治疗期间和最后一次服用本品后的4 d内采取有效避孕措施。

2）基于本品对婴儿潜在的不良反应，不建议产妇在治疗期间和最后一次服用本品后的4 d内哺乳。

3）本品对＜18岁未成年人的有效性和安全性尚不明确。

4）有肾功能损害的患者无须调整本品的剂量。

5）不建议对肝功能损害患者调整本品的剂量。

不良反应 ▸ 头晕、头痛、腹泻、恶心、呕吐、皮疹、荨麻疹、咳嗽等。

相互作用 ▸ 根据有限的已有数据，尚未发现药物相互作用。

规格 ▸ 莫诺拉韦胶囊：0.2 g/粒。

◈ 3. 阿兹夫定

药理作用 ▸ 阿兹夫定为广谱 RNA 病毒抑制剂，可抑制新型冠状病毒 RNA 依赖的 RNA 聚合酶。

用法用量 ▸ 本品推荐剂量为成年患者 5 mg/次，1 次/d。睡前空腹整片服用。

注意事项 ▸

1）中重度肝功能损伤患者应慎用。

2）中重度肾功能损伤患者应慎用。

3）曾患有胰腺炎者应慎用。

4）如果乙型肝炎或丙型肝炎的患者合并使用抗反转录病毒治疗，应考虑定期检查肝功能和监测 HBV 复制的标志物，避免用药变化可能导致的肝炎急剧恶化。

5）不建议在妊娠期和哺乳期使用阿兹夫定。

不良反应 ▸ 发热、头晕、恶心、腹泻、肝功能异常、血小板计数异常等。

相互作用 ▸ 文献指出，阿兹夫定为 P-糖蛋白（P-gp）底物及弱效 P-gp 诱导剂，基于此，推测合用 P-gp 底物药物(地高辛、达比加群酯、秋水仙碱等)及 P‑gp 抑制剂(如环孢素,伊曲康唑,伏立康唑,泊沙康唑等唑类抗真菌药,利托那韦,决奈达隆,胺碘酮,维拉帕米,克拉霉素,葡萄柚汁等)、P‑gp 诱导剂(如利福平、贯叶连翘提取物等)可能存在药品相互作用。若确需联合使用,必要时进行血药浓度监测。

规格 ▶ 阿兹夫定片:1 mg/片。

◈ 4. 先诺特韦/利托那韦

药理作用 ▶ 先诺特韦是一种蛋白酶 Mpro(3C‑样蛋白酶,3CLpro)的拟肽类抑制剂,抑制 3C‑样蛋白酶,使其无法加工多蛋白前体,从而阻止病毒复制。利托那韦抑制 CYP3A 介导的先诺特韦代谢,从而升高先诺特韦血药浓度。

用法用量 ▶

1)本品推荐剂量为成年患者先诺特韦 750 mg(2 片)联用利托那韦 100 mg(1 片),1 次/12 h,连续服用 5 d。

2)本品尚未开展肝功能损伤受试者的临床研究。利托那韦主要是由肝脏代谢和清除,伴有重度肝功能不全的患者不应使用本品。

3)本品尚未开展肾功能损伤受试者的临床研究。

注意事项 ▶

1)妊娠期间禁止使用本品。

2)尚未在<18 岁患者中开展临床研究。

3)接受利托那韦治疗的患者曾发生肝转氨酶升高、有临床表现的肝炎和黄疸。所以,既往有肝脏疾病、肝转氨酶异常或者肝炎病史的患者应慎用本品。

4）本品不得与高度依赖 CYP3A 进行清除且其血浆浓度升高会导致严重和/或危及生命的不良反应的药物联用。本品不得与强效 CYP3A 诱导剂联用，否则会显著降低先诺特韦/利托那韦血浆浓度，可能导致病毒学应答丧失和潜在耐药性。可参见本书第 28～31 页"附录 1"。

不良反应▶ 本品临床试验中观察到中性粒细胞降低、血脂异常、腹泻、恶心、皮肤瘙痒、窦性心动过缓等。

相互作用▶ 本品因含 CYP3A 抑制剂利托那韦，参见"奈玛特韦/利托那韦"相关内容（本书第 3～4 页）。

规格▶ 先诺特韦片/利托那韦片组合包装：350 mg/片，100 mg/片。

◈ 5. 仁明德韦

药理作用▶ 本品（VV116）通过作用于病毒 RNA 依赖的 RNA 聚合酶发挥抗病毒作用。

用法用量▶ 第 1 d：600 mg（6 片）/次，1 次/12 h，服用 2 次。第 2 d 起，300 mg（3 片）/次，1 次/12 h，服用 8 次。共 5 d。如果患者在正常服用药物后 8 h 内漏服 1 次剂量，则应尽快服用并恢复正常的用药疗程。如果患者漏服一次剂量超过 8 h，则不应再服用漏服的剂量，而应在规定的时间服用下一次剂量，不应将剂量加倍以弥补漏服的剂量。

注意事项▶

1）孕妇禁用。

2）本品在肝功能损伤患者中的安全性和有效性尚未

确定。慎用于有活动性肝病的患者,包括不明原因的谷
丙转氨酶(AST)和/或谷草转氨酶(ALT)水平有临床意义
的持续升高者。

3) 对于肾功能不全患者,本品尚未进行相关安全性
试验且无可靠参考文献。

4) 本品在＜18 岁患者中的安全性和有效性尚未
确定。

不良反应 ▶ 尚未确定。

相互作用 ▶ 本品尚未进行相关试验,尚未确定药物
相互作用。

规格 ▶ 仁明德韦片(VV116):100 mg/片。

◈ 6. 阿昔洛韦

药理作用 ▶ 核苷类抗病毒药。竞争性地抑制病毒
DNA 聚合酶,进入并终止延长的病毒 DNA 链,灭活病毒
DNA 聚合酶,中止疱疹病毒 DNA 复制。

适应证 ▶ 用于单纯疱疹病毒感染、带状疱疹以及免
疫缺陷者水痘的治疗。

用法用量 ▶

1) 注射剂型

药液的配制:取本品 0.5 g 加入 10 ml 注射用水中,使
浓度为 50 g/L,充分摇匀成溶液后,再用氯化钠注射液或
5% 葡萄糖注射液稀释至至少 100 ml,使最后药物浓度不
超过 7 g/L,否则易引起静脉炎。配制后的溶液应在 12 h
内使用。冰箱内放置会产生沉淀。

成人常用量:每日最高剂量 30 mg/kg。①重症生殖器疱疹初治:按体重 5 mg/(kg·次)(按阿昔洛韦计,下同),1 次/8 h。②免疫缺陷者皮肤黏膜单纯疱疹或严重带状疱疹:按体重 5~10 mg/(kg·次),1 次/8 h。③单纯疱疹性脑炎:按体重 10 mg/(kg·次),1 次/8 h。

小儿常用量:①重症生殖器疱疹初治:婴儿与 12 岁以下小儿,按体表面积 250 mg/(m² ·次)(按阿昔洛韦计,下同),1 次/8 h。②免疫缺陷者皮肤黏膜单纯疱疹:婴儿与 12 岁以下小儿,按体表面积 250 mg/(m² ·次),1 次/8 h,共 7 d,12 岁以上按成人量。③单纯疱疹性脑炎:按体重 10 mg/(kg·次),1 次/8 h,共 10 d。④免疫缺陷者合并水痘:按体重 10 mg/(kg·次),或按体表面积 500 mg/(m² ·次),1 次/8 h。

急性或慢性肾功能不全:不宜使用注射剂型。但可考虑使用口服剂型。

2)口服剂型

成人常用量:①生殖器疱疹初治和免疫缺陷者皮肤黏膜单纯疱疹:0.2 g/次,5 次/d,共 10 d;或 0.4 g/次,3 次/d,共 5 d。②带状疱疹:0.2~0.8 g/次,5 次/d,共 7~10 d。③水痘:0.8 g/次,4 次/d,共 5 d。

小儿常用量:①2 岁以上儿童出现水痘症状要立即开始治疗,按体重 20 mg/(kg·次)用药,4 次/d,共 5 d。②40 kg 以上儿童出现水痘,常用量为 0.8 g/次,4 次/d,共 5 d。

急性或慢性肾功能不全者:剂量调整详见下页表 1-1。

表 1-1 肾功能损害患者阿昔洛韦口服剂量调整

常用剂量	肌酐清除率 (ml/min)	剂量调整方案	
		剂量(g)	给药间隔
0.2 g/次, 1 次/4 h	＞10	0.2/次	1 次/4 h, 5 次/d
	0～10		1 次/12 h, 2 次/d
0.4 g/次, 1 次/12 h	＞10	0.4/次	1 次/12 h, 2 次/d
	0～10	0.2/次	1 次/12 h, 2 次/d
0.8 g/次, 1 次/4 h	＞25	0.8/次	1 次/4 h, 5 次/d
	10～25		1 次/8 h, 3 次/d
	0～10		1 次/12 h, 2 次/d

血液透析患者的剂量调整:血液透析期间血浆中阿昔洛韦的平均半衰期约为 5 h。6 h 的血液透析使血药浓度下降 60%。因此,患者的用药剂量应在每次透析后予以追加调整。

腹膜透析患者:无须在给药期间调整剂量。

注意事项 ▶

1)在阿昔洛韦的潜在益处超过对胎儿的潜在危害的前提下,才可考虑在妊娠期间使用。

2)2 岁以下儿童患者中的安全性和有效性尚未确立。

3)接受阿昔洛韦治疗的患者有可能出现肾衰竭、血栓性血小板减少性紫癜/溶血性尿毒症综合征(TTP/HUS),可导致死亡。

4)药代动力学特点:广泛分布至各组织与体液中,包括脑、肾、肺、肝、小肠、脾、肌肉、子宫、乳汁、阴道黏膜与分泌物、脑脊液及疱疹液。在肾、肝和小肠中浓度高,脑脊液中浓度约为血中浓度的一半。在肝内代谢,主要经肾由肾小球滤过和肾小管分泌而排泄,45%～79%的药物以原形由尿排泄。腹膜透析清除量很少。

5) 静脉滴注时宜缓慢,否则可发生肾小管内药物结晶沉淀,引起肾功能损害的病例可达 10%,并勿使之漏至血管外,以免引起疼痛及静脉炎。

6) 静脉滴注后 2 h,尿药浓度最高,此时应给予患者充足的水,防止药物沉积于肾小管内。

7) 本剂呈碱性,与其他药物混合容易引起 pH 改变,应尽量避免配伍使用。溶解后,如遇变色、结晶、浑浊、有异物应禁用。

不良反应 ▸

1) 常见:头痛、头晕、恶心、呕吐、腹泻、腹痛、瘙痒、皮疹(包括光敏性)、疲劳、发热等。

2) 少见:荨麻疹、加速弥漫性脱发等。

3) 罕见:过敏反应、呼吸困难、胆红素和肝酶可逆性升高、血管性水肿、血尿素氮和肌酐升高等。

4) 非常罕见:贫血、白细胞减少、血小板减少、急性肾衰竭、肾区痛、肝炎、黄疸、躁动、精神错乱、震颤、共济失调、构音障碍、幻觉、精神病症状、抽搐、嗜睡、脑病、昏迷等。

相互作用 ▸

1) 丙磺舒、西咪替丁抑制本品排泄。

2) 本品与霉酚酸酯代谢物的排泄相互抑制。

3) 本品与茶碱合用,可能引起茶碱的血药浓度上升。

4）与齐多夫定合用可引发肾毒性，表现为深度昏睡和疲劳。

5）干扰素、甲氨蝶呤（鞘内注射）合用，可能引起精神异常。

规格 ▶ 注射用阿昔洛韦：250 mg/支；阿昔洛韦片：0.1 g/片、0.2 g/片。

◈ 7. 伐昔洛韦

药理作用 ▶ 本品是阿昔洛韦前体药。在体内通过伐昔洛韦水解酶迅速并几乎完全转化为阿昔洛韦和缬氨酸，阿昔洛韦经磷酸化形成有活性的三磷酸盐形式后，能够抑制疱疹病毒 DNA 的合成。

适应证 ▶ 水痘带状疱疹及Ⅰ型、Ⅱ型单纯疱疹病毒感染，包括初发和复发的生殖器疱疹病毒感染。

用法用量 ▶ 成人：口服，0.3 g/次，2 次/d，饭前空腹服用。带状疱疹连续服药 10 d；单纯疱疹连续服药 7 d。

注意事项 ▶

1）对盐酸伐昔洛韦、阿昔洛韦或本药中其他任何组分过敏或不能耐受者禁用。对更昔洛韦过敏者也可能对本品过敏。

2）阿昔洛韦能通过胎盘，孕妇用药需权衡利弊。

3）脱水或已有肝肾功能不全者慎用。肾功能不全者需根据肌酐清除率来校正剂量。

4）一次血液透析可使阿昔洛韦的血药浓度降低60%，因此血液透析后应补给一次剂量。

不良反应 ▶ 偶有头晕、头痛、关节痛、恶心、呕吐、腹泻、胃部不适、食欲减退、口渴、白细胞下降、蛋白尿及尿素氮轻度升高、皮肤瘙痒等，长程给药偶见痤疮、失眠、月经紊乱。

相互作用 ▶ 与齐多夫定合用可引起肾毒性，表现为深度昏睡和疲劳。与丙磺舒竞争性抑制有机酸的分泌，合用丙磺舒可使阿昔洛韦的排泄减慢，半衰期延长，体内出现药物蓄积。

规格 ▶ 伐昔洛韦片：0.15 g/片、0.3 g/片。

◆ 8. 更昔洛韦

药理作用 ▶ 本品首先被巨细胞病毒（CMV）编码的蛋白激酶、细胞激酶磷酸化成三磷酸盐，竞争性地抑制病毒 DNA 聚合酶、掺入病毒及宿主细胞的 DNA、导致病毒 DNA 延长的终止。对病毒 DNA 聚合酶作用较对宿主聚合酶强。本品对 CMV 和单纯疱疹病毒（HSV）所致的感染有效。

适应证 ▶

1）注射：适于治疗危及生命或视觉的免疫缺陷患者的巨细胞病毒感染，以及预防器官移植患者的巨细胞病毒感染。

2）口服：用于免疫损伤引起巨细胞病毒感染的患者的治疗，以及用于免疫功能损伤（包括艾滋病患者）发生的巨细胞病毒性视网膜炎的维持治疗。预防可能发生于器官移植受者及晚期 HIV 感染患者的巨细胞病毒感染。

用法用量 ▶

1）注射剂型

肾功能正常者，用于治疗巨细胞病毒感染的标准剂量如下。①诱导治疗：5 mg/(kg·次)，1 次/12 h，连用14～21 d。②维持治疗：5 mg/(kg·次)，1 次/d，7 次/w；或者 6 mg/(kg·次)，1 次/d，5 次/w。

肾功能正常者，用于预防器官移植受者的巨细胞病毒感染剂量如下。①诱导治疗：5 mg/(kg·次)，1 次/12 h，连用 7～14 d。②维持治疗：5 mg/(kg·次)，1 次/d，7 次/w；或者 6 mg/(kg·次)，1 次/d，5 次/w。

肾功能不全者的注射剂量见表1-2。

表1-2　肾功能不全患者更昔洛韦注射剂型剂量调整

肌酐清除率 （ml/min）	初始剂量 （mg/kg）	用药间隔 （h）	维持剂量 （mg/kg）	用药间隔 （h）
≥70	5.0	12	5.0	24
50～69	2.5	12	2.5	24
25～49	2.5	24	1.25	24
10～24	1.25	24	0.625	24
<10	1.25	3 次/w，在血液透析后	0.625	3 次/w，在血液透析后

2）口服剂型

肾功能正常者的口服剂量：①CMV 性视网膜炎的维持治疗：在诱导治疗后，推荐维持量为 1 000 mg/次，3 次/d。②晚期 HIV 感染患者 CMV 病的预防、器官移植受者 CMV 病的预防：预防剂量为 1 000 mg/次，3 次/d。

肾功能减退者的口服剂量见表 1-3。

表 1-3　肾功能减退患者更昔洛韦口服剂型剂量调整

肌酐清除率 (ml/min)	更昔洛韦分散片剂量
≥70%	1 000 mg/次,3 次/d;或 500 mg/次,6 次/d,每隔 3 h 服一次
50~69	1 500 mg/d 或 500 mg/d, 3 次/d
25~49	1 000 mg/d 或 500 mg/d, 2 次/d
10~24	500 mg/d
<10	继血液透析后,3 次/w, 500 mg/次

注意事项 ▶

1）口服更昔洛韦生物利用度较差,饥饿状态下口服更昔洛韦的绝对生物利用度大约为 5%,进食后为 6%～9%。因此,口服时,建议选择其前体药缬更昔洛韦。

2）更昔洛韦的主要排泄途径是通过肾小球滤过和以原形药物经肾脏排泄。因此,特别需注意肾功能不全时的剂量调整及其肾毒性。

3）更昔洛韦的推荐剂量水平可能引起致畸和胚胎毒性。仅在充分显示治疗益处超过对胎儿的潜在危害的情况下,方可在妊娠期使用本品。

4）本品对儿童患者的疗效和安全性尚未确定。仅有在仔细评价且潜在的获益超过风险时方可给儿童患者用药。

5）更昔洛韦的主要毒性为粒细胞减少症(中性粒细胞减少症)、贫血和血小板减少症,并易引起出血和感染,必要时需进行剂量调整,包括停药。

6)注射液的配制方法:首先根据体重确定使用剂量,用适量注射用水或氯化钠注射液将之溶解,浓度达500 mg/ml,再加入氯化钠注射液或5%葡萄糖注射液(或复方氯化钠注射液或复方乳酸钠注射液)100 ml静脉滴注,滴注浓度不能超过10 mg/ml。

不良反应 ▶ 中性粒细胞减少、血小板减少、血红蛋白降低;血清肌酐升高;CMV性视网膜炎患者可能发生视网膜剥离;发热、感染、寒战、脓毒血症;腹泻、食欲减退、呕吐;神经病变;出汗、瘙痒;导管事件等。

相互作用 ▶

1)与丙磺舒合用,更昔洛韦清除率降低。

2)与肾毒性药物合用增加肾毒性。

3)与亚胺培南-西司他丁合用有出现癫痫的报道,除非潜在获益超过风险,不应同时使用。

4)抑制快速分裂细胞的药物,如抑制骨髓、精原细胞、皮肤生发层、胃肠道黏膜细胞复制的药物(氨苯砜,戊烷脒,5-氟胞嘧啶,长春新碱,长春碱,阿霉素,两性霉素B,甲氧苄氨嘧啶/磺胺甲基异噁唑复合物及其他核苷拮抗剂等)与更昔洛韦合并使用均可增加毒性,仅可在潜在获益超过风险时与更昔洛韦同时使用。

规格 ▶ 注射用更昔洛韦:250 mg/瓶;更昔洛韦分散片:250 m/片。

◈ **9. 缬更昔洛韦片**

药理作用 ▶ 缬更昔洛韦是更昔洛韦的左旋缬氨酰酯

（前体药），口服后可被小肠和肝内的酯酶迅速转化成更昔洛韦。更昔洛韦被病毒磷酸化后，可抑制人巨细胞病毒（CMV）的复制。

适应证 ▶ 治疗成人 AIDS 患者的巨细胞病毒性视网膜炎。以及适用于预防存在 CMV 感染风险的实体器官移植受者的 CMV 感染。

用法用量 ▶ 成人口服给药，应与食物同服。不推荐盐酸缬更昔洛韦片用于儿童。

1）活动性 CMV 性视网膜炎患者：①成人诱导治疗：900 mg/次（2 片，450 mg/片），2 次/d，服用 21 d。②维持治疗：在诱导治疗后，900 mg/次（2 片，450 mg/片），1 次/d。

2）移植患者 CMV 感染的预防：①成人患者 900 mg/次（2 片，450 mg/片），1 次/d。②肾脏移植患者，从移植后 10 d 内开始，使用至移植后 200 d。③肾脏以外实体器官移植患者，从移植后 10 d 内开始，至移植后 100 d。

3）肾功能受损患者服用剂量见表 1－4。

表 1－4　肾功能受损患者缬更昔洛韦片剂服用剂量

CrCl(ml/min)	诱导剂量	维持剂量/预防剂量
≥60	900 mg/次，2 次/d	900 mg/次，1 次/d
40～59	450 mg/次，2 次/d	450 mg/次，1 次/d
25～39	450 mg/次，1 次/d	450 mg/次，1 次/2 d
10～24	450 mg/次，1 次/2 d	450 mg/次，2 次/w
<10	不推荐	不推荐

注意事项 ▶

1）盐酸缬更昔洛韦片的生物利用度比口服更昔洛韦高 10 倍。生物利用度约 60%。其清除的主要途径是肾脏排泄，方式为肾小球滤过和肾小管主动分泌更昔洛韦，因此，需特别注意肾功能的变化。

2）缬更昔洛韦、更昔洛韦与阿昔洛韦和喷昔洛韦的化学结构相似，这些药物之间可能存在交叉过敏反应。

3）妊娠妇女应避免应用盐酸缬更昔洛韦片，除非药物对母体的益处超过对胎儿的潜在风险。

4）药物过量可引起血液学毒性、肝脏毒性、肾脏毒性、胃肠道毒性、神经毒性，血液透析和水化可能有助于降低血药浓度。

不良反应 ▶ 类似更昔洛韦（见本书第 16 页）。

相互作用 ▶ 同更昔洛韦（见本书第 16 页）。

规格 ▶ 盐酸缬更昔洛韦：450 mg/片。

◇ 10. 利巴韦林

药理作用 ▶ 广谱抗病毒药，抑制病毒 RNA 和蛋白合成，使病毒复制和传播受阻。对呼吸道合胞病毒也可能具有免疫作用及中和抗体作用。

适应证 ▶ 用于呼吸道合胞病毒引起的病毒性肺炎与支气管炎以及皮肤疱疹病毒感染。

用法用量 ▶

1）成人：①注射剂，0.5 g/次，2 次/d。②口服片剂，病毒性呼吸道感染，0.15 g/次，3 次/d；皮肤疱疹病毒感染,0.3 g(3 片)/次,3 次/d。

2）儿童：①注射剂，按体重 10～15 mg/(kg·d)，分两次给药。②口服片剂，10 mg/(kg·d)，分 4 次，口服。③建议颗粒剂可参考片剂剂量。

注意事项 ▶

1）常规使用生理盐水或 5% 葡萄糖注射液稀释成 1 mg/ml 浓度后静脉缓慢滴注。

2）禁用于孕妇，哺乳期妇女必须停止哺乳。用药后男性、女性均应采取避孕措施 6 个月以上。

3）本品可在红细胞内可蓄积，抑制红细胞成熟，有严重贫血、肝功能异常者慎用。

不良反应 ▶ 贫血、乏力等，较少见的不良反应有疲倦、头痛、失眠、食欲减退、恶心、呕吐等，并可致红细胞、白细胞及血红蛋白下降等。

相互作用 ▶ 本品可抑制齐多夫定转变成活性型的磷酸齐多夫定。

规格 ▶ 利巴韦林注射液：1 ml，0.1 g/支；利巴韦林片：0.1 g/片；利巴韦林颗粒：0.1 g/袋。

◈ **11. 膦甲酸钠**

药理作用 ▶ 本品为广谱抗病毒药物，作用机制为直接抑制病毒特异的 DNA 多聚酶和反转录酶。本品对Ⅰ型、Ⅱ型单纯疱疹病毒、巨细胞病毒等有抑制作用。

适应证 ▶ 艾滋病患者巨细胞病毒性视网膜炎；免疫功能损害患者耐阿昔洛韦单纯疱疹病毒性皮肤黏膜

感染。

用法用量 ▶ 静脉滴注。

1）艾滋病患者巨细胞病毒性视网膜炎（肾功能正常）：①诱导治疗：推荐初始剂量为 60 mg/kg，1 次/8 h，静滴时间不得少于 1 h。②维持治疗：维持剂量为 90～120 mg/（kg·d）（按肾功能调整剂量），静滴时间不得少于 2 h。维持治疗期间，若病情加重，可重复诱导治疗及维持治疗过程。

2）免疫功能损害患者耐阿昔络韦单纯疱疹病毒（HSV）性皮肤黏膜感染：推荐剂量为 40 mg/kg，1 次/8 h 或 1 次/12 h，静滴时间不得少于 1 h。

3）使用本品期间应密切检测肾功能，调整用药剂量，详见表 1 - 5、表 1 - 6。

表 1 - 5　肾功能不全时膦甲酸钠诱导治疗用药剂量调整

肌酐清除率 [ml/ (min·kg)]	HSV		CMV
	相当于 80 mg/（kg·d） [40 mg/ （kg·q12 h)]	相当于 120 mg/（kg·d） [40 mg/ （kg·q8 h)]	相当于 180 mg/（kg·d） [60 mg/ （kg·q8 h)]
＞1.4	40 q12 h	40 q8 h	60 q8 h
＞1.0～1.4	30 q12 h	30 q8 h	45 q8 h
＞0.8～1.0	20 q12 h	35 q12 h	50 q12 h
＞0.6～0.8	35 q24 h	25 q12 h	40 q12 h
＞0.5～0.6	25 q24 h	40 q24 h	60 q24 h
≥0.4～0.5	20 q24 h	35 q24 h	50 q24 h
＜0.4	不推荐	不推荐	不推荐

表 1-6 肾功能不全时膦甲酸钠维持治疗用药剂量调整

肌酐清除率 [ml/(min·kg)]	CMV	
	相当于 90 mg/ (kg·d),1 次/d	相当于 120 mg/ (kg·d),1 次/d
>1.4	90 q24 h	120 q24 h
>1.0~1.4	70 q24 h	90 q24 h
>0.8~1.0	50 q24 h	65 q24 h
>0.6~0.8	80 q48 h	105 q48 h
>0.5~0.6	60 q48 h	80 q48 h
≥0.4~0.5	50 q48 h	65 q48 h
<0.4	不推荐	不推荐

注意事项 ▶

1)本品给药量的 80%~90% 以原形由尿排出。使用期间必须密切监测肾功能,根据肾功能情况调整剂量,做到给药个性化。

2)本品不能采用快速或弹丸式静脉推注方式给药。静脉滴注速度不得 >1 mg/(kg·min)。

3)为减低本品的肾毒性,使用以前及使用期间患者应水化,静脉输液(5% 葡萄糖或生理盐水)量为 2.5 L/d,并可适当使用噻嗪类利尿药。

4)本品能进入患者脑脊液,脑脊液中药物浓度与患者的血脑屏障缺陷程度有关。

5)避免与皮肤、眼接触,若不慎接触,应立即用清水洗净。

6)除非必需时,孕妇一般不宜使用本品。哺乳期妇女使用本品期间应停止哺乳。

7)尚无儿童使用本品的经验。

不良反应 ▶ 肾功能损害,电解质异常,惊厥,贫血或血红蛋白降低,胃肠道反应等。

相互作用 ▶

1)本品不能与其他药物混合静脉滴注,本品仅能使用 5% 葡萄糖或生理盐水稀释。

2)本品不能与其他肾毒性药物如氨基糖苷类抗生素、两性霉素 B 或万古霉素等同时使用,因有增加肾损害风险。

3)本品与喷他脒静注联合使用,可能引起低钙血症。

规格 ▶ 膦甲酸钠氯化钠注射液:250 ml/瓶。

◈ 12. 奥司他韦

药理作用 ▶ 本品是一种乙酯前药,水解后转化成活性形式,即奥司他韦羧酸盐。奥司他韦羧酸是流感病毒神经氨酸酶(影响病毒颗粒释放)的抑制剂。

适应证 ▶

1)用于成人和 1 岁及 1 岁以上儿童的甲型、乙型流感治疗。患者应在首次出现症状 48 h 以内使用。

2)用于成人和 13 岁及 13 岁以上青少年的甲型、乙型流感的预防。

用法用量 ▶

1)流感的治疗:在流感症状开始的第 1 d 或第 2 d(理想时间为 36 h 内)就应开始治疗。①成人和青少年:磷酸奥司他韦胶囊在成人和 13 岁以上青少年中的推荐口服剂量是 75 mg/次,2 次/d,共 5 d。②儿童:对 1 岁以上的儿童推荐按照下列体重-剂量表服用。见下页表 1-7。

表 1-7　1 岁以上的儿童奥司他韦推荐体重-剂量表

体重(kg)	推荐剂量(服用 5 d)
≤15	30 mg/次,2 次/d
>15～23	45 mg/次,2 次/d
>23～40	60 mg/次,2 次/d
>40	75 mg/次,2 次/d

2）流感的预防:磷酸奥司他韦用于与流感患者密切接触后的流感预防时的推荐口服剂量为 75 mg,1 次/d,至少10 d。应在密切接触后 2 d 内开始用药。磷酸奥司他韦用于流感季节时预防流感的推荐剂量为 75 mg,1 次/d。

3）肾功能不全患者使用剂量见表 1-8。

表 1-8　肾功能不全患者奥司他韦用法用量

肌酐清除率(CrCl)	流感治疗	流感预防
≥60	不必调整剂量	
30≤CrCl<60	30 mg/次,2 次/d,共 5 d	30 mg/次,1 次/d
10≤CrCl<30	30 mg/次,1 次/d,共 5 d	30 mg/次,1 次/隔日
定期血液透析患者	如果在透析间期流感症状在 48 h 内加重,可在透析开始前给予 30 mg 的起始剂量。为了维持治疗水平的血药浓度,应在每次透析结束后给予 30 mg 剂量。对于腹膜透析患者,建议在透析开始前给予本品 30 mg,之后每 5 d 给药30 mg 进行治疗	

(续 表)

肌酐清除率(CrCl)	流感治疗	流感预防
<10	尚未研究奥司他韦在不进行透析的终末期肾病(即肌酐清除率)患者中的药代动力学	

4)肝功能不全患者:用于轻中度肝功能不全患者治疗和预防流感时不需要调整剂量。

注意事项 ▶

1)尚无证据显示磷酸奥司他韦对甲型流感和乙型流感以外的其他疾病有效。

2)以下情况,奥司他韦的安全性和有效性尚未确定:①奥司他韦对1岁以下儿童治疗流感的安全性和有效性尚未确定。②对13岁以下儿童预防流感的安全性和有效性尚未确定。③在免疫抑制的患者中奥司他韦治疗和预防流感的安全性和有效性尚不确定。④在合并有慢性心脏和/或呼吸道疾病的患者中安全性和有效性尚不确定。

3)孕妇应用本品预防或治疗流感时,不建议调整剂量。

4)奥司他韦主要通过转化为活性代谢产物而清除(>90%),活性代谢产物不再被进一步代谢,而是由尿排泄。

不良反应 ▶ 恶心、呕吐、支气管炎、失眠、眩晕等。

相互作用 ▶ 在服用磷酸奥司他韦后48 h内不应使用减毒活流感疫苗,因为磷酸奥司他韦作为抗病毒药物可能会抑制减毒活疫苗病毒的复制。磷酸奥司他韦和其他药物之间基本上没有显著的具有临床意义的相互作用。

规格 ▸ 磷酸奥司他韦胶囊：75 mg/粒；颗粒：15 mg/袋。

◈ 13. 扎那米韦

药理作用 ▸ 本品为一种神经氨酸酶（流感病毒表面酶）抑制剂，干扰病毒微粒的释放。

适应证 ▸ 用于成人和≥7 岁儿童的甲型和乙型流感治疗。治疗应尽早开始，且不应晚于感染初始症状出现后 48 h。

用法用量 ▸

1）2 次/d，两吸（2×5 mg）/次，连续 5 d，每天的总吸入剂量为 20 mg。

2）肝肾功能不全患者无须调整剂量。

3）儿童无须调整剂量。

4）老年患者（≥65 岁）使用扎那米韦的经验有限。但是基于扎那米韦的药代动力学特性，无须调整用药剂量。

注意事项 ▸

1）本品不推荐用于有呼吸道疾病或潜在呼吸道疾病（如哮喘、慢性阻塞性肺疾病）患者流感的治疗。

2）不推荐本品用于甲型、乙型流感的预防。

3）本品的使用应限于当地已有甲型、乙型流感病毒感染记录，且有典型流感症状的患者。

4）本品对 7 岁以下儿童治疗流感的安全性和有效性

尚未确定。

5）孕妇使用本品的经验有限，仅当认为患者潜在获益大于对胎儿的任何潜在风险时，才可在妊娠期考虑使用本品治疗。

6）吸入本品的药代动力学研究表明，4%～17%的吸入量被全身吸收。

不良反应 ▶ 头痛，腹泻、恶心、呕吐，咳嗽，耳、鼻和咽喉感染，疲倦，发热，腹痛，肌痛，关节痛，荨麻疹等。

相互作用 ▶ 抗病毒药物可能抑制活疫苗病毒的复制，应用本品之前 2 周内或者之后 48 h 内不应使用鼻内减毒流感疫苗。

规格 ▶ 扎那米韦吸入粉雾剂：5 mg/吸。

◈ **14. 帕拉米韦**

药理作用 ▶ 本品是环戊烷类抗流感病毒药物，可结合于流感病毒神经氨酸酶的活性位点，对人类 A 型和 B 型流感病毒有抑制活性。

适应证 ▶ 用于甲型、乙型流感的治疗。患者应在首次出现症状 48 h 以内使用。

用法用量 ▶ 静脉滴注给药。在出现流感症状的 48 h 内开始治疗。

1）成人：300 mg/次，单次静脉滴注，滴注时间不少于 30 min。严重并发症的患者，可用 600 mg，单次静脉滴注时间不少于 40 min。症状严重者，可 1 次/d，1～5 d 连续重复给药。

2）儿童：1次/d，10 mg/（kg·次），30 min以上的单次静脉滴注，也可以根据病情，采用连日重复给药，不超过5 d。单次给药量的上限为600 mg以内。

3）肾功能不全患者：由于可能存在血浆中药物浓度持续增高的风险，必须根据肾功能损伤情况调整给药量。

4）本药品仅限于静脉滴注使用。

注意事项 ▶

1）某些特殊个体在高剂量的临床应用中应注意监测心电指标。

2）在使用该药物治疗期间，应该对患者的精神、神经异常行为予以关注；幼儿、未成年人可能出现异常行为，应进行监护。

3）帕拉米韦不经肝脏代谢，主要以药物原形经肾由尿排泄。

4）对于孕妇及可能怀孕的妇女，只有在其预期利益高于潜在风险时才可用药。

5）低体重儿、新生儿用药的安全性尚未确定。

不良反应 ▶ 腹泻，中性粒细胞减少，肝功能异常，蛋白尿，呕吐，血糖升高，肾功能损害等。

相互作用 ▶ 除非临床需要，在使用减毒活流感疫苗两周内不应使用帕拉米韦，在使用帕拉米韦后48 h内不应使用减毒活流感疫苗。因为帕拉米韦作为抗病毒药物可能会抑制活疫苗病毒的复制。

规格 ▶ 帕拉米韦氯化钠注射液：100 ml，0.3 g。

附录 1 常见细胞色素 P450 酶的抑制剂、诱导剂和主要被其代谢的药品

详见表 1-9。

表 1-9 常见细胞色素 P450 酶的抑制剂、诱导剂和主要被其代谢的药品

常见细胞色素 P450 酶	抑制剂	诱导剂	主要被其代谢的药品
1. CYP3A4	胺碘酮、安普那韦、阿瑞匹坦、阿托那韦、丙咪替丁、左氧氟沙星、克拉霉素、地尔硫䓬、多西环素、依诺沙星、红霉素、氟康唑、印地那韦、伊马替尼、伊曲康唑、酮康唑、萘法唑酮、奈法唑酮、利托那韦、沙奎那韦、泰利霉素、维拉帕米、伏立康唑	阿瑞匹坦（长期）、巴比妥、波生坦、卡马西平、依法韦仑、非尔氨酯、糖皮质激素、莫达非尼、奈韦拉平、奥卡西平、苯巴比妥、苯妥英钠、依巴比妥、利福布汀、利福平、贯叶连翘、吡格列酮、托吡酯（>200mg/d）	阿普唑仑、阿米替林、丁螺环酮、丁螺环酮、卡马西平、丙酮、氯氮平、地西泮、艾司唑仑、左匹克隆、氟二西泮、匹莫齐特、喹硫平、唑吡坦、卡普地平、尼卡地平、尼索地平、羟考酮、苯环利定、硝苯地平、辛伐他汀、美沙酮、交沙霉素、克拉霉素、泰利霉素、红霉素、地红霉素、卡马西平、乙琥胺、咪康唑、氟康唑、伏立康唑、氯雷他定、氯雷他定、氨氯地平、非洛地平、氢氯噻嗪、丙戊酸钠、氟氯沙星、伊伐布雷定、拉西地平、乐卡地平、依拉地平、皮质激素类、去甲替罗、喷布洛尔、长春新碱、阿瑞匹坦、埃索美拉唑、伊立替康、格拉司琼、那格列奈、奥美拉唑、咪格列汀、西地那非、阿托伐他汀、普伐他汀、辛伐他汀、托特罗定

（续 表）

常见细胞色素P450酶	抑制剂	诱导剂	主要被其他代谢的药品
2. CYP1A2	阿昔洛韦、胺碘酮、阿扎那韦、咖啡因、西咪替丁、环丙沙星、依诺沙星、法莫替丁、氟伏沙明、美贝沙星、诺氟沙星、鸣贝氟氧沙星、氧氟沙律、普罗帕静、奋乃静、罗匹尼罗、他克林、维拉帕米、替氧匹定、安卡尼	卡马西平、埃索美拉唑、胰岛素、灰黄霉素、莫雷西嗪、奥美拉唑、利福喷丁、利托那韦	阿米替林、氯丙嗪、氧米帕明、阿戈沙平、丙米嗪、普乃帕酮、度洛西汀、氟奋乃静、氟伏沙明、硫利达静、三氟沙嗪、达卡巴嗪、雷美替林、厄罗替尼、氟他胺、替沃黄嗪、昂丹司琼、R-华法林、普萘洛尔、美西律、氯他普嗪、茶碱、替扎尼定、佐米曲坦、奥氮平
3. CYP2B6	氯吡格雷、依法韦仑、氟伏沙明、美金刚、酮康唑、口服避孕药、奈非那韦、帕罗西汀、利托那韦、噻氯匹定、塞氯匹定	洛匹那韦、利托那韦、苯巴比妥、奈韦拉平、利福平、奈夫西林、苯妥英钠	安非他酮、环磷酰胺、依法韦仑、异环磷酰胺、氯胺酮、哌替啶、美沙酮、丙泊酚、舍曲林、司来吉兰、他莫昔芬、甲苯酮

（续　表）

常见细胞色素 P450 酶	抑制剂	诱导剂	主要被其代谢的药品
4. CYP2C9	胺碘酮、阿那曲唑、西咪替丁、地拉韦啶、依法韦仑、非诺贝特、氟康唑、氟伐他汀、异烟肼、酮康唑、来氟米特、磺胺甲噁唑、甲硝唑、咪康唑、舍曲林、他莫昔芬、伏立康唑、扎鲁司特、伏立诺他、丙戊酸钠、氟尿嘧啶、帕罗西汀、硝苯地平、尼卡地平	阿瑞匹坦（长期）、巴比妥类、波生坦、卡马西平、利福平、地塞米松、利托那韦、贯叶连翘（长期）	氟西汀、舍曲林、丙戊酸钠、布洛芬、氨诺昔康、吲哚美辛、氯诺昔康、萘普生、吡罗昔康、双氯芬酸、氟比洛芬、舒洛芬、替罗昔康、甲苯磺丁脲、格列吡嗪、格列美脲、那格列奈、罗格列酮、波生坦、扎地沙坦、氟伐他汀、厄贝沙坦、氯沙坦、苯比安、苯妥英钠、苯溴马隆、S-华法林、托拉塞米
5. CYP2C19	青霉素、氟康唑、地拉韦啶、依法韦仑、埃索美拉唑、奥美拉唑、非尔氨酯、氟西汀、氟伏沙明、吲哚美辛、美达唑、非尼、奥美拉唑、地西泮、口服	银杏叶制剂、利福平、贯叶连翘、利托那韦、依法韦仑、地塞米松	阿米替林、西酞普兰、氯米帕明、地西泮、艾斯西酞普兰、美芬妥英、美芬巴比妥、安咪奈丁、卡立普多、环磷酰胺、异环磷酰胺、奈非那韦、氯胍、R-华法林、甲苯磺丁脲、伏立康唑、伏立康唑、雷贝拉唑、奥美拉唑、兰索拉唑、泮托拉唑、苯妥英钠、地西泮、多塞平、美沙酮、备乃静、雷尼替丁、他莫昔芬

（续表）

常见细胞色素 P450 酶	抑制剂	诱导剂	主要被其代谢的药品
5. CYP2C19	避孕药、奥卡西平、噻氯匹定、伏立康唑、氟伐他汀、洛伐他汀、尼卡地平、扎鲁司特、丙戊酸钠、异烟肼、胺碘酮		
6. CYP2D6	胺碘酮、阿米替林、氯苯那敏、氯米帕明、氯丙嗪、西咪替丁、氯米帕明、地昔帕明、多塞平、度洛西汀、氟哌啶醇、美沙酮、鸣氯贝丁、帕罗西汀、普罗帕酮、奎尼丁、奎宁、舍曲林、特比萘芬、硫利达嗪、噻氯匹定	利福平、苯巴比妥钠、卡马西平	苯丙胺、阿米替林、阿立哌唑、多塞平、丙咪嗪、去甲替林、氯苯那敏、普萘洛尔、可待因、曲马多、氢可酮、美托洛尔、多柔比星、恩卡尼、氟卡尼、普罗帕酮、多潘立酮、托特罗定、他莫昔芬、文拉法辛、氟西汀、帕罗西汀、奋乃静、利培酮、羟考酮、氯氮平、美西律、羟考酮、氢氯噻嗪、甲氧氯普胺、美西律、氯普噻吨、美西律、托烷司琼、托特罗定、右美沙芬、文拉法辛

◎∽ **参考文献** ∽◎

［1］全国 eGFR 课题协作组，Chinese GFR Investigation Collaboration. MDRD 方程在我国慢性肾脏病患者中的改良和评估［J］.中华肾脏病杂志，2006，22(10):7.

［2］Liu Y，Liu B，Zhang Y，et al. Intestinal absorption mechanisms of 2′-deoxy-2′-β-fluoro-4′-azidocytidine, a cytidine analog for AIDS treatment，and its interaction with P-glycoprotein，multidrug resistance-associated protein 2 and breast cancer resistance protein［J］. Eur J Pharm Sci，2017，105(7):150-158.

［3］Liu Y，Wang Y，Peng Y，et al. Effects of the antiretroviral drug 2′-deoxy-2′-β-fluoro-4′-azidocytidine (FNC) on P-gp，MRP2 and BCRP expressions and functions［J］. Pharmazie，2018，73(9):503-507.

［4］吴永佩，蒋学华，蔡卫民，史国兵. 临床药物治疗学总论［M］.北京:人民卫生出版社，2017.

二、抗细菌及抗真菌用药

◈ 15. 氨苄西林

药理作用 ▶ 本品通过抑制细菌细胞壁合成发挥杀菌作用。肠球菌、李斯特菌感染时常选择本品。

用法用量 ▶

1) 成人:静脉滴注,4~8 g/d,分 2~4 次。重症感染患者一日剂量可以增至 12 g,一日最高剂量为 14 g。

2) 儿童:静脉滴注,按体重 100~200 mg/(kg·d),分 2~4 次给药。一日最高剂量 300 mg/kg。

3) 足月新生儿:静脉滴注,12.5~25 mg/(kg·次),出生第 1~2 d,1 次/12 h,第 3 d~2 w,1 次/8 h,以后 1 次/6 h。

4) 早产儿:静脉滴注,出生第 1 w、1~4 w 和 4 w 以上,12.5~50 mg/(kg·次),分别为 1 次/12 h、1 次/8 h 和 1 次/6 h。

注意事项 ▶ 传染性单核细胞增多症、巨细胞病毒感染、淋巴细胞白血病、淋巴瘤患者应用本品时易发生皮疹,宜避免使用。

不良反应 ▶ 过敏反应较为常见。皮疹是最常见的反应,多发生于用药后 5 d;粒细胞和血小板减少等。

相互作用 ▶

1)别嘌醇可使氨苄西林皮疹反应发生率增加,尤其多见于高尿酸血症。

2)不可与下列药物同瓶滴注:氨基糖苷类药物、磷酸克林霉素、盐酸林可霉素、多黏菌素 B、琥珀氯霉素、红霉素、肾上腺素、间羟胺、多巴胺、阿托品、葡萄糖酸钙、维生素 B 族、维生素 C、含有氨基酸的营养注射剂和琥珀酸氢化可的松等。

规格 ▶ 注射用氨苄西林钠:0.5 g/瓶。

◈ **16. 替卡西林克拉维酸钾**

药理作用 ▶ 替卡西林为广谱半合成青霉素,不耐青霉素酶,通过抑制细菌细胞壁合成发挥杀菌作用。克拉维酸为 β 内酰胺酶抑制剂。临床上有时根据药敏结果,用于嗜麦芽假单胞菌感染。

用法用量 ▶

1)成人(包括老年人):常用剂量为 1.6~3.2 g/次,1次/(6~8 h);最大剂量为 3.2 g/次,1 次/4 h。轻度肾功能不全(CrCl>30 ml/min):3.2 g/次,1 次/8 h;中度肾功能不全(CrCl 为 10~30 ml/min):1.6 g/次,1 次/8 h;严重肾功能不全(CrCl<10 ml/min):1.6 g/次,1 次/12 h。

2)儿童:常用剂量为 80/(kg·次),1 次/(6~8 h)。新生儿用量为 80/(kg·次),1 次/12 h,继而可增至 1 次/8 h。

注意事项 ▸

1）本品用于孕妇应权衡利弊。

2）极少数患者使用大剂量替卡西林后凝血功能异常，发生出血现象，多出现于肾功能不全患者。

3）和其他青霉素一样，替卡西林主要通过肾脏清除，克拉维酸也通过此路径排泄。

不良反应 ▸ 过敏反应、胃肠道反应、AST 和/或 ALT 中度增高等。

相互作用 ▸

1）本品在碳酸氢钠溶液中欠稳定。

2）不可与血制品或蛋白质水溶液（如水解蛋白或静注脂质乳剂）混合使用。

3）与氨基糖苷类抗生素合用，不可将二者同时混合于注射容器或静脉输注液中，以防氨基糖苷类抗生素作用降低。

规格 ▸ 注射用替卡西林钠克拉维酸钾：3.2 g（含替卡西林 3.0 g 与克拉维酸 0.2 g）/支。

◈ 17. 哌拉西林他唑巴坦

药理作用 ▸ 哌拉西林通过抑制细菌的隔膜和细胞壁的合成来发挥杀菌作用。他唑巴坦为细菌 β 内酰胺酶的抑制剂，联用扩大了哌拉西林的抗菌谱，包含产生 β 内酰胺酶而对哌拉西林耐药的细菌。

用法用量 ▸

1）成人与≥12 岁以上的青少年：2.25～4.5 g/次，1

次/（6～12 h）。成人肾功能异常剂量调整见表 2-1。

表 2-1　注射用哌拉西林钠他唑巴坦钠肾功能异常剂量调整

肌酐清除率 （ml/min）	单次剂量 （按哌拉西林他唑巴坦）	频次
20～40	4.5 g	1 次/8 h
<20	4.5 g	1 次/12 h
血液透析*（医院获得性肺炎）	2.25 g	1 次/8 h
血液透析*（其他适应证）	2.25 g	1 次/12 h

注：*血液透析可以清除给药剂量的 30%～40%，血液透析当天，在透析后需加用本品 0.75 g。连续非卧床腹膜透析（CAPD）患者不需要另外加用本品。

2）儿童给药剂量见表 2-2。

表 2-2　注射用哌拉西林钠他唑巴坦钠儿童给药剂量

年龄	单次剂量 （按哌拉西林他唑巴坦）	频次
2～9 月龄	90 mg/kg	1 次/8 h
>9 月龄、体重<40 kg	112.5 mg/kg	1 次/8 h
体重>40 kg	成人剂量	

注意事项 ▶

1）对任何其他 β 内酰胺类活性物质（例如头孢菌素类、氨曲南或碳青霉烯类）及 β 内酰胺酶抑制剂有急性严重过敏反应病史的患者禁用。

2）给药前必须以注射用青霉素作皮试。

3）用药可能导致曲霉菌检测假阳性。

不良反应 ▶ 二重感染；血小板减少、贫血、活化部分凝血活酶时间延长；血白蛋白减少、血总蛋白减少；头痛、失眠；腹痛、恶心呕吐、便秘、消化不良；肝功能异常；皮疹、瘙痒；血肌酐升高、血尿素氮升高；发热、注射部位反应等。

规格 ▶ 注射用哌拉西林钠他唑巴坦钠：4.5 g/支。

◈ **18. 苯唑西林**

药理作用 ▶ 本品为耐青霉素酶青霉素类。常用于产青霉素酶葡萄球菌感染，以及化脓性链球菌或肺炎球菌与耐青霉素葡萄球菌所致的混合感染。

用法用量 ▶
1）成人：静脉滴注，4～8 g/d，分 2～4 次给药，严重感染可增加至 12 g/d。

2）小儿：体重 40 kg 以下者，每 6 h 按体重给予 12.5～25 mg/kg，体重超过 40 kg 者予以成人剂量。

3）新生儿：体重低于 2 kg 者，日龄 1～14 d 者每 12 h 按体重 25 mg/kg，日龄 15～30 d 者每 8 h 按体重 25 mg/kg；体重超过 2 kg 者，日龄 1～14 d 者每 8 h 按体重 25 mg/kg，日龄 15～30 d 者每 6 h 按体重 25 mg/kg。

注意事项 ▶ 本品对耐甲氧西林金黄葡萄球菌（MRSA）及凝固酶阴性葡萄球菌（MRCNS）无效。

不良反应 ▶ 超敏反应、胃肠道反应、转氨酶升高等。

相互作用 ▶ 本品与氨基糖苷类、去甲肾上腺素、间羟胺、苯巴比妥、维生素 B 族、维生素 C 等药物存在配伍禁忌,不宜同瓶滴注。

规格 ► 注射用苯唑西林钠:0.5 g/瓶。

◈ 19. 头孢曲松

药理作用 ► 本品为第三代头孢菌素类抗生素。对肠杆菌科细菌有强大活性。耐甲氧西林葡萄球菌和肠球菌对本品耐药。多数脆弱拟杆菌对本品耐药。

用法用量 ►

1)成人:1~2 g/d 或 0.5~1 g/12 h。最高剂量 4 g/d。

2)小儿:出生 14 d 以下新生儿,按体重 20~50 mg/(kg·d)。出生 15 d~12 岁,按体重 20~80 mg/(kg·d)。12 岁以上小儿用成人剂量。

注意事项 ►

1)本品不能加入哈特曼液以及林格液等含有钙的溶液中使用。本品与含钙剂或含钙产品合并用药有可能导致致死性结局的不良事件。

2)应用本品期间饮酒或服含酒精药物时个别患者可出现双硫仑样反应。

3)有黄疸的新生儿或有黄疸严重倾向的新生儿应慎用或避免使用本品。

不良反应 ► 过敏反应(2.77%),头痛或头晕(0.27%),消化道反应(3.45%)等。

相互作用 ► 由于本品的配伍禁忌药物甚多,所以应单独给药。

规格 ► 注射用头孢曲松钠:1.0 g/瓶。

◈ **20. 头孢他啶**

药理作用 ▶ 本品通过抑制细菌的细胞壁合成而产生作用。通常对铜绿假单胞菌敏感性好。

用法用量 ▶

1）成人：1～6 g/d，1 次/(8～12 h)静脉给药或深部肌内注射。通常 1 g，1 次/8 h；或 2 g，1 次/8 h。

2）2 个月龄以上儿童，30～100 mg/(kg·d)，分 2～3 次给药。严重患者 150 mg/(kg·d)（最高剂量 6 g/d），分 3 次给药。2 个月龄以下：25～60 mg/(kg·d)，分 2 次给药。

3）成人肾功能不全时剂量调整见表 2-3。

表 2-3　注射用头孢他啶成人肾功能不全时剂量调整

肌酐清除率 （ml/min）	单次剂量 （g）	给药频率
50～31	1.0	1 次/12 h
30～16	1.0	1 次/24 h
15～6	0.5	1 次/24 h
<5	0.5	1 次/48 h
连续动静脉或高通量血透（CRRT）	2.0	1 次/8 h[a]；或 1 次/12 h[b]

注：a.《国家微生物治疗指南》推荐剂量。b.《热病：桑福德抗微生物治疗指南（第 50 版）》推荐剂量。

注意事项 ▶ 有青霉素类过敏性休克或即刻过敏反应者，禁用本品。头孢他啶可被血液透析清除，应在血透结束后给药。

不良反应 ▶ 嗜酸粒细胞增多和血小板增多;静脉炎;腹泻、恶心、呕吐、腹痛;肝功能异常;斑丘疹或荨麻疹等。

规格 ▶ 注射用头孢他啶:1 g/支,0.5 g/支。

◇ 21. 头孢他啶阿维巴坦

药理作用 ▶ 头孢他啶通过抑制细菌的细胞壁合成产生抗菌作用。阿维巴坦钠为新型 β 内酰胺酶抑制剂。与三种已上市的 β 内酰胺酶抑制剂相比,具有长效作用及其与酶可逆性共价结合的特点,且不会诱导 β 内酰胺酶产生。

用法用量 ▶ 本品 2.5 g 使用 10 ml 灭菌注射用水复溶,然后以 100 ml 0.9%氯化钠注射液或 5%葡萄糖注射液稀释,缓慢输注 2 h。

1)成人用量,2.5 g(以头孢他啶 2.0 g + 阿维巴坦钠 0.5 g),1 次/8 h,静脉给药。

2)成人肾功能不全剂量调整见表 2 - 4。

表 2 - 4　注射用头孢他啶阿维巴坦钠成人肾功能不全时剂量调整*

肌酐清除率(ml/min)	单次剂量(g)	给药频率
31~50	1.25(1.00/0.25)	1 次/8 h
16~30	0.94(0.75/0.19)	1 次/12 h
6~15	0.94(0.75/0.19)	1 次/24 h
≤5	0.94(0.75/0.19)	1 次/48 h
CRRT[《热病:桑福德抗微生物治疗指南(第 50 版)》]	1.25(1.00/0.25)	1 次/8 h

* 头孢他啶阿维巴坦可被血液透析清除,应在血透结束后给药。

3）肝功能受损患者不需调整本品剂量。

注意事项 ▶

1）阿维巴坦钠对耐碳青霉烯的细菌，包括肺炎克雷伯菌中产生的耐碳青霉烯酶（KPC 酶）肺炎克雷伯菌、阴沟肠杆菌，产 OXA－48 酶肺炎克雷伯菌、大肠埃希菌有明显抑制作用。对耐碳青霉烯细菌最主要的获得性金属酶基因型 IMP、VIM 类无效。此外，需注意的是，其对革兰阳性菌和厌氧菌的活性低或无活性，对鲍曼不动杆菌的抗菌活性需谨慎评估。

2）对头孢菌素过敏者禁用。对其他 β 内酰胺类（青霉素、单酰胺菌素、碳青霉烯类）抗菌药物严重超敏者禁用。

不良反应 ▶ 念珠菌感染、嗜酸性粒细胞增多症、血小板增多症、血小板减少症、头晕、头痛、腹泻、腹痛、恶心、呕吐、肝功能异常、斑丘疹、荨麻疹、瘙痒、输液部位血栓、静脉炎、发热、血肌酐升高、急性肾功能损伤等。

规格 ▶ 注射用头孢他啶阿维巴坦钠：2.5 g（头孢他啶2.0 g＋阿维巴坦钠 0.5 g）/瓶。

◈ **22. 头孢哌酮舒巴坦**

药理作用 ▶ 头孢哌酮为第三代头孢菌素，通过在细菌繁殖期抑制敏感细菌细胞壁黏肽的生物合成而达到杀菌作用。舒巴坦除对奈瑟菌科和不动杆菌外，对其他细菌不具有任何有效的抗菌活性；但对由 β 内酰胺类抗生素耐药菌株产生的多数重要的 β 内酰胺酶具有不可逆性的抑制作用。

用法用量 ▶

（1）成人

1）推荐剂量：头孢哌酮舒巴坦钠（2∶1）1.5～3.0 g/d（即头孢哌酮 1.0～2.0 g/d），1 次/12 h。

2）在治疗严重感染或难治性感染时，本品的剂量可增加到 12 g/d（2∶1 头孢哌酮/舒巴坦，即头孢哌酮 8 g+舒巴坦 4 g）。舒巴坦推荐最大剂量为 4 g/d。

3）肝功能障碍患者的用药：头孢哌酮主要经胆汁排泄。当患者有肝脏疾病和/或胆道梗阻时，头孢哌酮的血清半衰期通常延长并且由尿中排出的药量会增加。即使患者有严重肝功能障碍时，头孢哌酮在胆汁中仍能达到治疗浓度并且其半衰期仅延长 2～4 倍。遇到严重胆道梗阻、严重肝脏疾病或同时合并肾功能障碍时，可能需要调整用药剂量。同时合并有肝功能障碍和肾功能损害的患者，应监测头孢哌酮的血清浓度，根据需要调整用药剂量。对这些患者如未密切监测本品的血清浓度，头孢哌酮的剂量不应超过 2 g/d。

4）肾功能障碍患者的用药：肾功能明显降低的患者（CrCl＜30 ml/min）舒巴坦清除减少，应调整头孢哌酮/舒巴坦的用药方案。肌酐清除率为 15～30 ml/min 的患者舒巴坦的最高剂量为 2 g/d，分等量，1 次/12 h 注射。CrCl＜15 ml/min 的患者舒巴坦的最高剂量为 1 g/d，分等量，1 次/12 h 注射。遇严重感染，必要时可单独增加头孢哌酮的用量。在血液透析患者中，舒巴坦的药物动力学特性有明显改变。头孢哌酮在血液透析患者中的血清半衰期轻微缩短。因此，应在血液透析结束后给药。

（2）儿童

1）推荐剂量 30～60 mg/（kg・d）［即头孢哌酮 20～40 mg/（kg・d）］；上述剂量分成等量，1 次/（6～12 h）注射。

2）在严重感染或难治性感染时，上述剂量可按 2∶1 的比例增加到 240 mg/（kg・d）［头孢哌酮 160 mg/（kg・d）］，分等量，2～4 次/d 给药。

3）新生儿用药：出生第一周的新生儿应 1 次/12 h 给药。舒巴坦在患儿中的每日最高剂量不应超过 80 mg/（kg・d）。

注意事项 ▶

1）同一类别的其他药物有超敏反应的患者或者已证实对 β 内酰胺类有严重超敏反应的患者禁用本品。

2）注意出血倾向及维生素 K 的补充。

3）84% 的舒巴坦和 25% 的头孢哌酮经肾脏排泄，其余的头孢哌酮大部分经胆汁排泄。

不良反应 ▶ 腹泻（0.75%）、皮疹（0.45%）、发热（0.21%）；肝肾功能损害；凝血障碍、维生素 K 缺乏症（低凝血酶原血症、出血倾向）、贫血；过敏性休克、类过敏反应等。

相互作用 ▶

1）与氨基糖苷类抗生素之间有物理性质配伍禁忌，因此两种药液不能直接混合。

2）与乳酸钠林格注射液混合后有配伍禁忌，因此应避免在最初溶解时使用该溶液。

3）与 2% 盐酸利多卡因注射液混合后有配伍禁忌，

因此应避免在最初溶解时使用此溶液。

规格 ▶ 注射用头孢哌酮舒巴坦钠:1.5 g(头孢哌酮计 1.0 g + 以舒巴坦计 0.5 g)/瓶。

◈ 23. 舒巴坦钠

药理作用 ▶ 本品为 β 内酰胺酶抑制剂,对淋病奈瑟菌、脑膜炎奈瑟菌和乙酸钙不动杆菌有较强的抗菌活性,对金黄葡萄球菌和多数革兰阴性菌所产生的 β 内酰胺酶有很强的不可逆的竞争性抑制作用。

用法用量 ▶ 成人用法用量:本品应与青霉素类、头孢菌素类联用。一般感染,舒巴坦 1~2 g/d,分 2~3 次静脉滴注或肌内注射;轻度感染,舒巴坦 0.5 g/d,分 2 次静脉滴注或肌内注射;重度感染,舒巴坦 3~4 g/d,分 3~4 次静脉滴注。舒巴坦最高剂量 4 g/d。对于耐药鲍曼不动杆菌,有文献指出最高可用至 6 g/d,甚至 8 g/d。

注意事项 ▶ 本品单独使用无效。

不良反应 ▶ 注射部位疼痛、静脉炎;腹泻、恶心;皮疹;一过性嗜酸性粒细胞增多、血清氨基转移酶升高;剥脱性皮炎,过敏性休克等。

规格 ▶ 注射用舒巴坦钠:0.5 g/支。

◈ 24. 氨曲南

药理作用 ▶ 氨曲南通过与敏感需氧革兰阴性菌细胞膜上青霉素结合蛋白 3(PBP3)高度亲和而抑制细胞壁的

合成。与大多数β内酰胺类抗生素不同的是,它不诱导细菌产生β内酰胺酶,同时对细菌产生的大多数β内酰胺酶高度稳定。

用法用量 ▸

1)静脉滴注,0.5~2g/次,3~4次/d,最大剂量8g/d。

2)肾功能减退时:CrCl为10~30 ml/min,首次用量1g或2g,以后用量减半;CrCl<10 ml/min,如依靠血液透析的肾功能严重衰竭者,首次用量0.5 g、1 g或2 g,维持量为首次剂量的1/4,间隔时间为6 h、8 h或12 h;对严重或危及生命的感染者,每次血液透析后,在原有的维持量上增加首次用量的1/8。

注意事项 ▸

1)本品与青霉素之间无交叉过敏反应,但对青霉素、头孢菌素过敏及过敏体质者仍需慎用。

2)氨曲南对大多数需氧革兰阴性菌具有高度的抗菌活性。对某些除铜绿假单胞菌以外的假单胞菌属和不动杆菌属的抗菌作用较差,对葡萄球菌属、链球菌属等需氧革兰阳性菌以及厌氧菌无抗菌活性。

不良反应 ▸ 静脉给药可发生静脉炎或血栓性静脉炎、过敏反应、消化道反应等。

相互作用 ▸ 和萘夫西林、头孢拉定、甲硝唑有配伍禁忌。

规格 ▸ 注射用氨曲南:1 g/瓶。

◈ **25. 亚胺培南西司他丁钠**

药理作用 ▸ 亚胺培南,药理作用同美罗培南;西司他丁钠为特异性酶抑制剂,它能阻断亚胺培南在肾脏内的代谢,从而提高泌尿道中亚胺培南原形药物的浓度。

用法用量 ▶

1) 肾功能正常和体重≥70 kg 的成年患者剂量:见表 2-5。

表 2-5　亚胺培南西司他丁钠肾功能正常和体重≥70 kg 的成年患者剂量*

感染程度	肾功能正常和体重≥70 kg		肾功能异常和体重≥70 kg		
	剂量和给药间隔	每日总剂量(g)	CrCl 为 41~70 ml/min	CrCl 为 21~40 ml/min	CrCl 为 6~20 ml/min
轻度	250 mg,1 次/6 h	1 000 mg	250 mg,1 次/8 h	250 mg,1 次/12 h	250 mg,1 次/12 h
中度	500 mg,1 次/8 h	1 500 mg	250 mg,1 次/6 h	250 mg,1 次/8 h	250 mg,1 次/12 h
	1 000 mg,1 次/12 h	2 000 mg			
严重的敏感细菌感染	500 mg,1 次/6 h	2 000 mg	500 mg,1 次/8 h	250 mg,1 次/6 h	250 mg,1 次/12 h
由不太敏感的病原菌所引起的严重和/或威胁生命的感染(主要为某些铜绿假单胞菌株)	1 000 mg,1 次/8 h	3 000 mg	500 mg,1 次/6 h	500 mg,1 次/8 h	500 mg,1 次/12 h
	1 000 mg,1 次/6 h	4 000 mg	750 mg,1 次/8 h	500 mg,1 次/6 h	500 mg,1 次/12 h

注:* 本表中剂量以亚胺培南量表示。

2) 肾功能异常成年患者剂量调整：肾功能异常成年患者，参照自身不同感染程度所选择的剂量结合当前的肌酐清除率进行相应的剂量调整，见上页表 2-5。

对治疗 CrCl≤5 ml/min 且正在进行血液透析的患者，可使用 CrCl 为 6～20 ml/min 患者的推荐剂量，本品可被血液透析清除。应在血液透析后予以本品静脉滴注。

3) 儿童剂量：见表 2-6。

表 2-6　亚胺培南西司他丁钠儿童患者剂量*

患儿体重	推荐剂量
＜40 kg	15 mg/kg，1 次/6 h，剂量不超过 2 g/d
≥40 kg	按成人剂量

注：* 表中剂量以亚胺培南量表示。

注意事项 ▶

1) 建议本品使用生理盐水或 5% 葡萄糖注射液配置成 5 mg/ml（按亚胺培南计算）浓度稀释液静脉滴注，现配现用。

2) 对青霉素类或其他 β 内酰胺类抗生素过敏感染患者也可对本品呈现过敏。

3) 不建议本品用于脑膜炎治疗。

不良反应 ▶ 血栓性静脉炎；皮疹、瘙痒、血管性水肿；恶心、呕吐、腹泻、伪膜性结肠炎；嗜酸细胞增多症、白细胞减少症、中性白细胞减少症，包括粒细胞缺乏症、血小板减少症、血小板增多症、血红蛋白降低和全血细胞减少症及凝血酶原时间延长；肝功能异常；血清肌酐和血尿素氮升高；感觉异常、脑病、精神障碍、癫痫发作等。

相互作用 ▶

1）禁止与丙戊酸联用（可降低丙戊酸血药浓度）。

2）不推荐联用更昔洛韦，有引起癫痫发作的报道。

规格 ▶ 注射用亚胺培南西司他丁钠：1 g（亚胺培南 500 mg + 西司他丁钠 500 mg）/瓶。

◈ 26. 美罗培南

药理作用 ▶ 本品通过抑制细菌细胞壁的合成而产生抗菌作用，除金属 β 内酰胺酶以外，对大多数细菌 β 内酰胺酶的水解作用具有较强的稳定性。

用法用量 ▶

1）成人给药剂量：见表 2-7。

表 2-7 注射用美罗培南成人患者给药剂量

疾病	单次剂量	频次
肺炎、尿路感染、妇科感染（如子宫内膜炎）、皮肤或软组织感染	0.5 g	1 次/8 h
院内获得性肺炎、腹膜炎、中性粒细胞减少患者的合并感染、败血症的治疗	1 g	1 次/8 h
脑膜炎	2 g	1 次/8 h

2）肾功能不全时调整给药剂量：见下页表 2-8。

表2-8 注射用美罗培南肾功能不全患者给药剂量

肌酐清除率(ml/min)	药品说明书	《国家抗微生物治疗指南》	《热病:桑德福微生物治疗指南》(50版)
26~50	1个推荐剂量,1次/12 h	0.5~1.0 g,1次/12 h	1.0 g,1次/12 h
10~25	1/2个推荐单位剂量,1次/12 h		0.5 g,1次/12 h
<10	1/2个推荐单位剂量,1次/24 h	0.5 g,1次/24 h	0.5 g,1次/24 h
血液透析		按CrCl<10,血透后给药	0.5 g,1次/24 h,血透后给药
CRRT		1.0 g,1次/8 h	1.0 g,1次/12 h

3）儿童用药给药剂量:见表2-9。

表2-9 注射用美罗培南儿童患者给药剂量

年龄	单次剂量	频次
3个月~12岁	10~20 mg/kg	1次/8 h
体重>50 kg	按成人剂量给药	1次/8 h
脑膜炎儿童	40 mg/kg	1次/8 h

注意事项 ▸

1）本品可通过血液透析清除,建议在血透后根据病情再给予全量。

2）对青霉素类或其他 β 内酰胺类抗生素过敏感染患者也可对本品呈现过敏。

3）根据 PK/PD 理论，本品可延长滴注 3～4 h 以增加疗效。

不良反应 ▶ 皮疹、发热；粒细胞计数降低、嗜酸粒细胞数量增多、血小板减少或增多、红血细胞减少、血红蛋白降低、肝功能异常；BUN、肌酐增加；腹泻；血清钾增加等。

相互作用 ▶ 不推荐美罗培南与丙磺舒联用。禁止与丙戊酸联用（可降低丙戊酸浓度）。

规格 ▶ 注射用美罗培南：0.5 g/支。

◈ 27. 阿奇霉素

药理作用 ▶ 通过阻碍细菌转肽过程，从而抑制细菌蛋白质的合成。

用法用量 ▶

1）成人：①注射，成人用量为 0.5 g/次，1 次/d。②口服，总剂量 1 500 mg。500 mg/次，1 次/d，共 3 d。或总剂量相同，首日服用 500 mg，第 2～5 d，1 次/d，口服本品 250 mg。

2）儿童：①治疗中耳炎、肺炎，第 1 d，按体重 10 mg/kg 顿服（最大量不超过 0.5 g/d）；第 2～5 d，体重 5 mg/(kg·d)顿服（最大量不超过 0.25 g/d）。②治疗小儿咽炎、扁桃体炎，按体重 12 mg/(kg·d)顿服（最大量不超过 0.5 g/d），连用 5 d。

注意事项 ▶

1）已知对阿奇霉素、红霉素、其他大环内酯类或酮内酯类药物（如泰利霉素）过敏的患者禁用。以前使用阿奇霉素后有胆汁淤积性黄疸/肝功能不全病史的患者禁用。

2）阿奇霉素可引起心室复极化和 QT 间期延长，从而有发生心律失常和尖端扭转型室性心动过速的风险。

不良反应 ▶ 过敏反应、肝毒性、胃肠道反应等。

相互作用 ▶

1）那非那韦（奈非那韦）稳态时，联合阿奇霉素，可使阿奇霉素血清浓度升高。

2）与口服抗凝药合用，可能增强其抗凝作用。

3）与以下药物合用，可升高这些药浓度：地高辛、秋水仙碱、麦角胺或双氢麦角胺、特非那定、环孢霉素、海索比妥和苯妥英钠等。

规格 ▶ 注射用阿奇霉素：0.25 g/瓶；阿奇霉素片：0.25 g/片；阿奇霉素干混悬剂：0.1 g/包。

◈ 28. 万古霉素

药理作用 ▶ 抑制细菌细胞壁的合成，具有杀菌作用，还可以改变细菌细胞膜的通透性，阻碍细菌 RNA 的合成。

用法用量 ▶

1）成人：常规剂量 2 g/d，分为 1 次/6 h 或 1 次/12 h。肾功能异常患者剂量调整见下页表 2-10。

表 2-10　注射用万古霉素肾功能异常剂量调整

肌酐清除率 (ml/min)	《国家抗微生物治疗指南》	
	单次剂量	频次
50～90	1 g	1 次/12 h
10～50	1 g	1 次/(24～96 h)
<10	1 g	1 次/(4～7 d)
CRRT	负荷量 15～20 mg/kg,维持剂量(0.5 g, 1 次/d)～(1.5 g, 1 次/2 d)	

2）儿童、婴儿：40 mg/(kg·d)，分 2～4 次静滴。

3）新生儿：给药量 10～15 mg/(kg·次)。出生一周内的新生儿，1 次/12 h 给药；出生一周至一月的新生儿，1 次/8 h 给药。

注意事项 ▶

1）每次静滴在 60 min 以上。本品 0.5 g 至少使用 100 ml 的生理盐水或 5% 葡萄糖注射液稀释。

2）建议监测其血药浓度。血药浓度持续超过 30 μg/ml 以上，可出现肾、听力损害等副作用。

3）血液透析可滤过本品。

4）若万古霉素对细菌 MIC≥2 μg/ml，难以达到药代动力学/药效动力学(PK/PD)目标，不推荐使用本品。

不良反应 ▶ 皮疹、瘙痒、潮红、休克、过敏样症状；肾功能不全、间质性肾炎；贫血、血小板减少；皮肤黏膜综合征、中毒性表皮坏死症；眩晕、耳鸣、听力低下；肝功能损害等。

相互作用 ▶

1）与全身麻醉药、硫喷妥钠等同时给药时，可出现红斑、组胺样潮红、过敏反应等不良反应。

2）避免联用有肾毒性和耳毒性的药物,如氨基糖苷类、含铂抗肿瘤药物、两性霉素 B、环孢菌素等。

规格 ▶ 注射用万古霉素:0.5 g/支。

◈ 29. 替考拉宁

药理作用 ▶ 本品通过阻断细菌细胞壁的肽聚糖合成,抑制和杀灭细菌。

用法用量 ▶

1）成人

负荷剂量为 0.4 g(6 mg/kg)/次,1 次/12 h,给药3 次。维持量为 6 mg/(kg·d),1 次/d。

难治性感染如成人骨和关节感染、感染性心内膜炎,负荷 800 mg(12 mg/kg)/次,1 次/12 h,给药 3～5 次。维持量 12 mg/(kg·d),1 次/d。

据肾功能调整:①治疗第 4 d 后,CrCl 为 30～80 ml/min,剂量不变,1 次/2 d,或剂量减半,1 次/d;②CrCl<30 ml/min 和血液透析患者,剂量不变,1 次/3 d,或剂量减至 1/3 量,1 次/d。

2）儿童

2 月龄～12 岁:负荷剂量 10 mg/(kg·次),1 次/12 h,给药 3 次。维持剂量 6～10 mg/(kg·次),1 次/d。

2 月龄及以下:负荷剂量 16 mg/(kg·次),1 次/d。维持剂量 8 mg/(kg·次),1 次/d。

注意事项 ▶

1）替考拉宁主要经肾排泄,不能被血透清除,能通过腹膜透析缓慢清除。

2）与万古霉素均为糖肽类，有可能交叉过敏，但红人综合征不是替考拉宁禁忌证。

不良反应 ▶ 白细胞减少、血小板减少、嗜酸性粒细胞减少；过敏反应；头晕、头痛；耳聋、听力丧失、耳鸣；静脉炎；支气管痉挛；腹泻、呕吐、恶心；皮疹、红斑、瘙痒；血肌酐增高；疼痛、发热；肝功能异常等。

相互作用 ▶ 联用肾毒性或耳毒性药物时应谨慎，包括氨基糖苷类、多黏菌素 E、两性霉素 B、环孢素、顺铂、呋塞米和依他尼酸等。

规格 ▶ 注射用替考拉宁：0.2 g/支。

◈ 30. 利奈唑胺

药理作用 ▶ 利奈唑胺与细菌 50S 亚基的 23S 核糖体 RNA 上的位点结合，从而阻止细菌蛋白质合成。

用法用量 ▶ 12 岁及以上儿童、成人：0.6 g，静脉滴注，1 次/12 h。12 岁以下儿童：10 mg/kg，静脉滴注，1 次/8 h。肾功能异常不需调整剂量；3 h 的血液透析，30% 剂量的药物被清除，利奈唑胺应在血透结束后给药。轻至中度肝功能不全患者不需调整剂量。

注意事项 ▶

1）本品是单胺氧化酶抑制剂。用药期间避免进食大量富含酪胺的食物，如红葡萄酒、奶酪、海鱼、柑橘、巧克力等。

2）用药 10～14 d 以上患者骨髓抑制可能性高，血小板减少在肾功能异常患者中更常见。

3）长期用药有引起视觉异常进展至视觉丧失、乳酸性酸中毒的报道。

不良反应 ▸ 真菌感染；贫血、白细胞减少、中性粒细胞减少、血小板减少、嗜酸细胞增多；低钠血症；失眠、头痛、惊厥；视觉异常；心律失常、高血压；静脉炎；胃肠道不适、胰腺炎、肝功能检测异常；瘙痒、皮疹；肾衰竭、肌酐升高；乳酸脱氢酶、肌酸激酶、脂肪酶、淀粉酶或非空腹血糖升高等。

相互作用 ▸ 利奈唑胺为可逆的、非选择性的单胺氧化酶抑制剂，与肾上腺素能类药物（包括肾上腺素支气管扩张药、伪麻黄碱、多巴胺、多巴酚丁胺）、三环类抗抑郁药、5-羟色胺能药物、右美沙芬、哌替啶等联用需谨慎。

规格 ▸ 利奈唑胺葡萄糖注射液：300 ml（600 mg）/袋。

◈ 31. 阿米卡星

药理作用 ▸ 本品作用于细菌核糖体的 30S 亚单位，抑制细菌合成蛋白质。本品最突出的优点是对许多革兰阴性杆菌所产生的氨基糖苷类钝化酶稳定，不会为此类酶钝化而失去抗菌活性。

用法用量 ▸

1）全身感染：1 次/12 h，7.5 mg/（kg·次），或 1 次/d，15 mg/（kg·次）。成人不超过 1.5 g/d，疗程不超过 10 d。

2）小儿：首剂按体重 10 mg/kg，继以 1 次/12 h，

7.5 mg/(kg·次)或 1 次/d，15 mg/(kg·次)。

3）肾功能减退患者：肌酐清除率为 50～90 ml/min 者每 12 h 给予正常剂量(7.5 mg/kg)的 60%～90%；肌酐清除率为 10～50 ml/min 者，每 24～48 h 用 7.5 mg/kg 的 20%～30%。

注意事项 ▶

1）本品属孕妇用药的 D 类。妊娠妇女使用本品前必须充分权衡利弊。

2）在儿科患者中应慎用。

3）有条件时应监测血药浓度，尤其新生儿、老年和肾功能减退患者。

4）下列情况应慎用本品：①失水，可使血药浓度增高，易产生毒性反应。②第 8 对脑神经损害，因本品可导致前庭神经和听神经损害。③重症肌无力或帕金森病，因本病可引起神经肌肉阻滞作用，导致骨骼肌软弱。④肾功能损害者，因本品具有肾毒性。

不良反应 ▶ 耳毒性、肾毒性、神经肌肉阻滞等。

相互作用 ▶

1）阿米卡星不宜与其他药物同瓶滴注。

2）本品与神经肌肉阻断药合用可加重神经肌肉阻滞作用，导致肌肉软弱、呼吸抑制等症状。

3）本品与卷曲霉素、顺铂、依他尼酸、呋塞米或万古霉素(或去甲万古霉素)等合用，或先后连续局部或全身应用，可能增加耳毒性与肾毒性。

4）本品与头孢噻吩或头孢唑林合用可能增加肾毒性。

5）本品与多黏菌素类注射剂合用或先后应用，可增加肾毒性和神经肌肉阻滞作用。

规格 ▶ 硫酸阿米卡星注射液：2 ml(0.2 g，20 万 U)/支。

◈ 32. 多西环素

药理作用 ▶ 四环素类抗生素。作用机制为本品能特异性与细菌核糖体 30S 亚基的 A 位置结合，抑制肽链的增长和影响细菌蛋白质的合成。本品为广谱抑菌剂，高浓度时具杀菌作用。许多立克次体属、支原体属、衣原体属、非典型分枝杆菌属、螺旋体也对本品敏感。本品对革兰阳性菌作用优于革兰阴性菌，但肠球菌属对其耐药。其他如放线菌属、炭疽杆菌、单核细胞增多性李斯特菌、梭状芽孢杆菌、奴卡菌属、弧菌、布鲁氏菌属、弯曲杆菌、耶尔森菌对本品敏感。本品对淋病奈瑟菌具一定抗菌活性，但耐青霉素的淋病奈瑟菌对多西环素也耐药。

用法用量 ▶

1）口服

抗感染：成人，第 1 d 用量为 100 mg，1 次/12 h，继以 100～200 mg，1 次/d，或 50～100 mg，1 次/12 h。

梅毒：150 mg/次，1 次/12 h。

8 岁以上小儿：第 1 d 按体重 2.2 mg/kg，1 次/12 h，继以按体重 2.2～4.4 mg/kg，1 次/d，或按体重 2.2 mg/kg，1 次/12 h。体重超过 45 kg 的小儿用量同成人。

2）静脉滴注

成人常用量为：第 1 d，200 mg，1～2 次，静脉滴注；

以后按 100～200 mg/d 给药,200 mg 分 1～2 次静脉滴注。

8 岁以上≤45 kg 儿童:第 1 d,4 mg/kg,1～2 次,静脉滴注;以后按 2～4 mg/(kg·d)给药,静脉滴注。

注意事项 ▶

1) 孕妇不宜应用。

2) 有四环素类药物过敏史者禁用。

3) 8 岁以下儿童禁用。

4) 输注时间一般为 1～2 h。

不良反应 ▶ 过敏反应、胃肠道反应、肝毒性、血液系统损害等。

相互作用 ▶

1) 本品可抑制血浆凝血酶原的活性,所以接受抗凝治疗的患者需要调整抗凝药的剂量。

2) 巴比妥类、苯妥英钠或卡马西平与本品同用时,多西环素血药浓度降低,须调整多西环素的剂量。

规格 ▶ 盐酸多西环素片:100 mg/片;注射用盐酸多西环素:100 mg/支。

◈ 33. 米诺环素

药理作用 ▶ 本品与核糖体 30S 亚基的 A 位置结合,阻止肽链的延长,从而抑制细菌或其他病原微生物的蛋白质合成。本品系抑菌药,但在高浓度时,也具有杀菌作用。对革兰阳性菌包括耐四环素的金黄葡萄球菌、链球菌等和革兰阴性菌中的淋病奈瑟菌均有很强的作用;对革兰阴性杆菌的作用一般较弱;本品对沙眼衣原体和溶脲支原体亦有较好的抑制作用。

用法用量 ▶

1）成人：首次剂量为 0.2 g，以后每 12 h 或 24 h 再服用 0.1 g。肾功能损害患者用药，其 24 h 内的日总剂量不应超过 200 mg。

2）儿童：8 岁以上儿童，50 mg/次，1 次/12 h。

注意事项 ▶

1）本品脂溶性较高，易渗透入许多组织和体液中，如甲状腺、肺、脑和前列腺等，本品在胆汁和尿中的浓度比血药浓度高 10～30 倍，在唾液和泪液中的浓度比其他四环素类抗生素高。

2）孕妇不宜应用。只有在预期的治疗效益大于可能的风险时，孕妇才服用本品。

3）不推荐用于 8 岁以下的儿童。

4）血液透析和腹膜透析不能有效清除血液中的盐酸米诺环素。

不良反应 ▶ 最常见的不良反应包括：胃肠道症状如腹痛（3.07%）、恶心（3.04%）、厌食（1.88%），胃肠道疾病（1.13%），头晕（2.85%），超敏综合征，血管炎，系统性红斑狼疮（SLE）样症状恶化，肝肾功能、血液系统损害，间质性肺炎等。

相互作用 ▶

1）四环素类能降低凝血酶原的活性，故本品与抗凝血药合用时，应降低抗凝血药的剂量。

2）避免在服用米诺环素前、使用期间及使用后，即刻使用异维 A 酸或其他系统性类视黄醇或维生素 A。这些药物中的任何一种都与假脑瘤发生有关。

3）制酸药（如碳酸氢钠、碳酸氢铝、碳酸氢钙、碳酸氢镁）、含铁的制剂、降血脂药物考来烯胺或考来替泊等与本品合用时，可能影响本品的吸收。

4）由于巴比妥类、苯妥英钠或卡马西平可诱导微粒体酶的活性致使本品血药浓度降低，故合用时须调整本品的剂量。

5）全麻药甲氧氟烷和米诺环素合用可导致致命性的肾毒性。

规格 ▶ 盐酸米诺环素胶囊：50 mg/粒，100 mg/粒。

◈ **34. 替加环素**

药理作用 ▶ 替加环素通过与核糖体 30S 亚单位结合、阻止氨酰化 tRNA 分子进入核糖体 A 位而抑制细菌蛋白质合成。这阻止了肽链因合并氨基酸残基而延长。替加环素受四环素类两大耐药机制（核糖体保护和外排机制）的影响较小。

适应证 ▶ 复杂性腹腔内感染，复杂性皮肤和皮肤软组织感染，社区获得性细菌性肺炎。

用法用量 ▶

1）静脉滴注，推荐的给药方案为首剂 100 mg，然后50 mg/次，1 次/12 h。重度肝功能损害患者包括儿童（Child-Pugh C 级）的药代动力学特征，替加环素的剂量应降低 50%；首剂 100 mg，维持剂量 25 mg/次，1 次/12 h。肾功能损害或接受血液透析患者无须对替加环素进行剂量调整。

2）8～11 岁儿童患者应静脉输注 1.2 mg/(kg·次)，1 次/12 h；最大剂量为输注 50 mg/次，1 次/12 h。

3）12～17 岁儿童患者应输注 50 mg/次，1 次/12 h。

注意事项 ▸

1）8 岁以下儿童禁用替加环素。

2）目前尚无关于在妊娠期间使用替加环素后存在重大出生缺陷或流产风险的数据。

3）替加环素给药剂量的 59% 通过胆道/粪便排泄消除，33% 经尿液排泄。

不良反应 ▸ 恶心、呕吐、腹泻，活化部分凝血活酶时间（APTT）延长，凝血酶原时间（PT）延长，过敏反应，肝脏胆汁淤积和黄疸，胰腺炎，血尿素氮升高等。

相互作用 ▸ 与 P-gp 抑制剂（如酮康唑或环孢素）或 P-gp 诱导剂（如利福平）合用可能会影响替加环素的药代动力学。

规格 ▸ 注射用替加环素：50 mg/瓶。

◈ **35. 多黏菌素 E***

药理作用 ▸ 本品用于细菌细胞膜，使细胞内重要物质外漏，导致细菌死亡；影响细菌核质和核糖体的功能。属慢效杀菌剂。

用法用量 ▸ 雾化。100 万 U 用 2 ml 无菌注射用水/生理盐水溶解配伍，雾化吸入。200 万 U 用 4 ml 无菌注射用水/生理盐水溶解配伍，雾化吸入。

1）成人、青少年和 2 岁以上儿童常规剂量为 100 万～200 万 U/次，2～3 次/d（最大剂量 600 万 U/d）。

2）＜2 岁儿童：50 万～100 万 U，2 次/d（最大剂量 200 万 U/d）。

注意事项 ▶

1）吸入用溶液现配现用。勿与其他药品配伍雾化。

2）哮喘患者、重症肌无力患者、卟啉症患者慎用。

3）和氨基糖苷类合用会增加肾脏受损的风险。

4）和肌肉松弛药合用，会增加肌肉松弛药的疗效。

不良反应 ▶ 吸入用法给药时，不良反应风险小，可能的不良反应有咳嗽、胸闷、支气管痉挛、口腔或咽喉疼痛或鹅口疮等。

规格 ▶ 注射用多黏菌素 E：100 万 U/支。

* 资料来源于国外药品 colomycin 的说明书。

◈ **36. 多黏菌素 B**[*]

药理作用 ▶ 同多黏菌素 E。

用法用量 ▶ 静脉输液：50 万 U 多黏菌素 B 用 300～500 ml 5% 葡萄糖溶液稀释，连续静脉滴注（1～1.5 h）。

1）成人和儿童：①肾功能正常时，1.5 万～2.5 万 U/（kg·d），分 2 次给药。注意：全身注射总剂量不得超过 2.5 万 U/（kg·d）。②肾功能不全的患者，从 1.5 万 U/（kg·d）开始减量［《热病：桑德福微生物治疗指南》（50 版）认为不需减量］。

2）婴幼儿：不推荐＜2 岁小儿使用。外文说明书指出:肾功能正常的婴幼儿剂量为 4 万 U/(kg·d)。

注意事项 ▸

1）避免同时使用肌肉松弛剂和其他神经毒性药物（如乙醚、筒箭毒碱、琥珀酰胆碱等），以免引起呼吸抑制。

2）滴速不宜过快。

不良反应 ▸

1）肾毒性：白蛋白尿、氮质血症等。

2）神经毒性：共济失调、头晕、嗜睡、外围感觉异常、联合使用肌肉松弛剂可并发呼吸暂停。

3）其他：药物热，皮疹，肌内注射部位疼痛（严重），静脉注射部位血栓性静脉炎等。

规格 ▸ 注射用多黏菌素 B：50 万 U/支。

* 资料来源于国外药品 polymyxin B 的说明书。

附录 2　**关于多黏菌素 E 与多黏菌素 B 比较**

1）多黏菌素 E 的肾毒性大于多黏菌素 B。

2）全身用药使用多黏菌素 B，雾化使用多黏菌素 E。

3）多黏菌素 E 全身用药的肾毒性、神经毒性相对较大。《马丁代尔药物大典》：多黏菌素 B 肾毒性的发生率为 20%。

4）多黏菌素 B 抗菌活性略高于多黏菌素 E。

5）多黏菌素抗菌谱覆盖包括产超广谱 β 内酰胺酶（ESBL，extended-spectrum β-lactamases）大肠埃希菌/克雷伯菌属、产碳青霉烯大肠埃希菌/克雷伯菌属（CRE）等革兰阴性杆菌以及不动杆菌属、铜绿假单胞菌等非发酵菌;对嗜麦芽窄食单胞菌效果差;对革兰阳性球菌、变形杆菌、洋葱伯克霍尔德菌以及常见的厌氧菌无效或效果差。

6)多黏菌素通过血脑屏障较差。

◈ 37. 复方磺胺甲噁唑

药理作用 ▶ 本品作用于细菌二氢叶酸合成酶,干扰合成叶酸的第一步;甲氧苄啶作用于叶酸合成代谢的第二步,选择性抑制二氢叶酸还原酶的作用,二者合用可使细菌的叶酸代谢受到双重阻断。

用法用量 ▶

1)成人

治疗细菌性感染:甲氧苄啶 160 mg/次 + 磺胺甲噁唑 800 mg/次,1 次/12 h。

治疗卡氏肺孢子虫肺炎:甲氧苄啶 3.75～5 mg/(kg·次) + 磺胺甲噁唑 18.75～25 mg/(kg·次),1 次/6 h。

预防用药:初予甲氧苄啶 160 mg + 磺胺甲噁唑 800 mg,2 次/d,继以相同剂量 1 次/d,或 3 次/w。

2)小儿:2 月以下婴儿禁用。

治疗细菌感染:2 个月以上体重 40 kg 以下的婴幼儿按体重口服一次磺胺甲噁唑 20～30 mg/kg + 甲氧苄啶 4～6 mg/kg,1 次/12 h;体重≥40 kg 的小儿剂量同成人常用量。

治疗寄生虫感染如卡氏肺孢子虫肺炎:按体重一次

口服磺胺甲噁唑 18.75～25 mg/kg + 甲氧苄啶 3.75～5 mg/kg，1 次/6 h。

注意事项 ▶

1）禁用于：孕妇、<2 个月的婴儿、巨幼红细胞性贫血患者、重度肝肾功能损害者。

2）葡萄糖-6-磷酸脱氢酶的患者应用磺胺药后易发生溶血性贫血及血红蛋白尿。

3）本品与胆红素竞争蛋白结合部位，可致游离胆红素增高。新生儿肝功能不完善，对胆红素处理差，故较易发生高胆红素血症和新生儿黄疸，偶可发生核黄疸。

4）对呋塞米、砜类、噻嗪类利尿药、磺脲类、碳酸酐酶抑制药呈现过敏的患者，对磺胺药亦可过敏。

5）使用本品一周以上者，应同时给予维生素 B 以预防其缺乏。

6）服用本品引起叶酸缺乏时，可同时服用叶酸制剂。

7）不能与对氨基苯甲酸合用，对氨基苯甲酸可代替本品被细菌摄取，两者相互拮抗。

8）磺胺甲噁唑及甲氧苄啶均主要自肾小球滤过和肾小管分泌，尿药浓度明显高于血药浓度。

9）碱化尿液的药物如碳酸氢钠，增加本品在碱性尿中的溶解度，使排泄增多。

不良反应 ▶ 过敏反应较为常见，胃肠道反应、肝损害、肾损害、中枢神经系统毒性等。

相互作用 ▶

1）本品抑制口服抗凝药、口服降血糖药、甲氨蝶呤、苯妥英钠和硫喷妥钠等的代谢，以致药物作用时间延长或发生毒性反应。

2）乌洛托品在酸性尿中可分解产生甲醛，后者可与本品形成不溶性沉淀物，使发生结晶尿的危险性增加。

3）本品中的甲氧苄啶可抑制华法林的代谢而增强其抗凝作用。

规格 ▶ 复方磺胺甲噁唑片：每片含磺胺甲噁唑 400 mg + 甲氧苄啶 80 mg。

◈ 38. 磷霉素

药理作用 ▶ 磷霉素可抑制细菌细胞壁的早期合成，其分子结构与磷酸烯醇丙酮酸相似，因此可与细菌竞争同一转移酶，使细菌细胞壁合成受到抑制而导致细菌死亡。

用法用量 ▶ ①成人：4～12 g/d，严重感染可增至 16 g/d，分 2～3 次静脉滴注。②儿童：0.1～0.3 g/（kg·d），分 2～3 次静脉滴注。

注意事项 ▶

1）早产儿和婴儿应用本品的安全性尚未建立。

2）本品静脉滴注速度宜缓慢，每次静脉滴注时间应在 1 h 以上。

3）注意本品含钠量较高。注射用磷霉素钠每 2 g 含钠 250 mg，成人如使用 16 g/d，也即含钠 4 g，相当于 0.9% 氯化钠注射液约 450 ml。

不良反应 ▶ 胃肠道反应、偶可发生皮疹、嗜酸性粒细胞增多，周围血象如红细胞、血小板一过性降低、白细胞降低,转氨酶一过性升高,头晕、头痛等。

相互作用 ▸

1) 与 β 内酰胺类抗生素合用对金黄葡萄球菌(包括甲氧西林耐药金黄葡萄球菌)、铜绿假单胞菌具有协同作用。

2) 与氨基糖苷类抗生素合用时具协同作用。

规格 ▸ 注射用磷霉素钠:2.0 g/瓶。

◈ 39. 环丙沙星

药理作用 ▸ 本品通过拓扑异构酶 II(DNA 解旋酶)和拓扑异构酶 IV(均为二型拓扑异构酶),从而抑制细菌 DNA 复制、转录、修复或重组,实现杀菌。

用法用量 ▸ 成人一般用量为 0.1～0.2 g/次,1 次/12 h,静脉滴注,每 0.2 g 滴注时间为 30 min 以上,严重感染或铜绿假单胞菌感染时可加大剂量至 0.4 g/次,2～3 次/d。肾功能受损患者需调整剂量。

注意事项 ▸ ①孕妇禁用。②18 岁以下的小儿及青少年禁用。③通常认为,与左氧氟沙星、莫西沙星相比,本品对铜绿假单胞菌效果优于前两者。④尿碱化剂可减低本品在尿中的溶解度,导致结晶尿和肾毒性。

不良反应 ▸ 胃肠道反应,中枢神经系统反应,过敏反应,光敏反应,肝损害,肾损害等。

相互作用 ▸ 与以下药物合用,可升高这些药物浓度:茶碱类、环孢素、华法林、咖啡因等。

规格 ▸ 乳酸环丙沙星注射液:0.2 g/瓶。

◈ 40. 左氧氟沙星

药理作用 ▶ 本品抑制细菌 DNA 复制、转录、修复和重组所需的拓扑异构酶Ⅳ和 DNA 旋转酶。

用法用量 ▶ ①成人：0.25～0.5 g，静脉滴注，1 次/d。国外对于严重感染可用至 0.75 g，静脉滴注，1 次/d。②肾功能异常患者调整剂量见表 2-11。

表 2-11 左氧氟沙星氯化钠注射液肾功能异常患者调整剂量

肾功能正常患者中每 24 h 的剂量	CrCl:20～49 ml/min	CrCl:10～19 ml/min	血液透析或腹透
750 mg*	750 mg/48 h	第一次给药 750 mg，此后 500 mg/48 h	第一次给药 750 mg，此后 500 mg/48 h
500 mg	首剂 500 mg，此后 250 mg/d	第一次给药 500 mg，此后 250 mg/48 h	第一次给药 500 mg，此后 250 mg/48 h
250 mg	无须剂量调整	250 mg/48 h。对于单纯性尿路感染治疗，无须剂量调整	无剂量调整信息

注：* 国外推荐剂量。

注意事项 ▶ ①应在不低于 60 min 或 90 min 的时间内缓慢静脉滴注。②除炭疽吸入（暴露后）的保护外，一般禁用于＜18 岁的患者。③妊娠及哺乳期妇女禁用。④喹诺酮类抗菌药物可能出现血糖紊乱如高血糖和低血糖。避免已知重症肌无力史的患者使用左氧氟沙星。

不良反应 ▸ 二重感染；失眠、头痛、头晕；呼吸困难；恶心、腹泻、便秘、腹痛、呕吐、消化不良；皮疹、瘙痒；阴道炎；水肿；注射部位各种反应；胸痛等。

相互作用 ▸ 本品避免与任何含有多价阳离子（如镁）的溶液通过同一静脉输液通道滴注。

规格 ▸ 左氧氟沙星氯化钠注射液：100 ml（0.5 g）/袋。

◈ 41. 莫西沙星

药理作用 ▸ 本品通过干扰细菌拓扑异构酶 II 和细菌拓扑异构酶 IV，起到杀菌作用。

用法用量 ▸ 0.4 g/次，1 次/d，静脉滴注，推荐输注时间 90 min。肝功能 Child-Pugh A 级或 B 级、肾功能受损的患者无须调整剂量。

注意事项 ▸

1）肝功能损伤（Child-Pugh C 级）的患者和转氨酶升高 >5 倍正常值上限的患者应禁止使用盐酸莫西沙星。

2）妊娠和哺乳期妇女禁用。

3）18 岁以下患者禁用。

4）有喹诺酮类药物治疗相关肌腱疾病/病症病史的患者禁用。

5）喹诺酮类抗菌药物可能出现血糖紊乱如高血糖和低血糖。避免有重症肌无力史的患者使用莫西沙星。

6) 以下患者禁用:先天性或证明有获得性 QT 间期延长患者;电解质紊乱,尤其是未纠正的低钾血症患者;有临床意义的心动过缓患者;有临床意义的心力衰竭并伴有左心室射血分数降低患者;既往发生过有症状的心律失常患者。

不良反应 ▶ 心脏毒性,光敏性,肌腱炎;贫血;恶心。腹泻、呕吐、便秘、腹部疼痛、消化不良;发热;谷丙转氨酶升高;低钾血症;头痛、头晕、失眠、精神症状等。

相互作用 ▶ 盐酸莫西沙星不应与其他能延长 QT 间期的药物同时使用,如抗心律失常ⅠA类药物(奎尼丁、普鲁卡因胺)、Ⅲ类药物(胺碘酮、索他洛尔)、西沙必利、大环内酯类、抗精神病药物和三环抗抑郁药。

规格 ▶ 莫西沙星氯化钠注射液:400 mg(250 ml)/瓶。

◈ 42. 氟康唑

药理作用 ▶ 本品高度选择性干扰真菌细胞色素 P450(CYP)的活性,从而抑制真菌细胞膜上麦角固醇的生物合成。

用法用量 ▶

1) ①侵袭性念珠菌病:首剂 0.8 g/次,1 次/d,静脉滴注;维持剂量 0.4 g/次,1 次/d,静脉滴注。②隐球菌感染:负荷剂量 0.4 g/次,1 次/d,静脉滴注;维持剂量 0.2~0.4 g/次,1 次/d,静脉滴注,最大剂量 0.8 g/d。③预防念珠菌感染:0.2~0.4 g/次,1 次/d,静脉滴注。

2）肾功能调整：肌酐清除率≤50 ml/min 患者，给予负荷剂量后，维持剂量减半。定期透析患者，给予负荷剂量后，每次透析后应用 100% 的维持剂量。

3）儿童用量：①黏膜念珠菌病，负荷剂量 6 mg/(kg·d)，1 次/d，静脉滴注；维持剂量 3 mg/(kg·d)，1 次/d，静脉滴注。②侵袭性念珠菌病和隐球菌脑膜炎，每日推荐剂量为 6～12 mg/(kg·d)，1 次/d，静脉滴注。

注意事项 ▶ 氟康唑的主要排泄途径为肾脏，接近80% 剂量的药物在尿中以原形排出，氟康唑的清除率与肌酐清除率成正比。

不良反应 ▶ 头痛、腹痛、腹泻、恶心、呕吐、谷丙转氨酶升高、谷草转氨酶升高、血碱性磷酸酶升高和皮疹等。

相互作用 ▶ 氟康唑为 CYP2C9 和 CYP2C19 的强效抑制剂和 CYP3A4 的中效抑制剂。合用经此类肝转氨酶代谢的药物，可能增加不良反应风险或降低疗效，见下页表 2-12。氟康唑半衰期较长，因此停药后氟康唑的酶抑制作用可持续 4～5 d。

1）氟康唑与以下药物合用，可升高以下药物血药浓度：西沙比利、特非那定、阿司咪唑、匹莫齐特、芬太尼、华法林、苯二氮䓬类药物、卡马西平、钙通道阻滞剂、塞来昔布、环孢素、他克莫司、他汀类降血脂药、非甾体抗炎药、西罗莫司。

2）氟康唑与以下药物合用，可降低氟康唑的血药浓度：利福平。

3）氟康唑与两性霉素 B 合用可能有拮抗作用。

表 2-12　氟康唑与其他药物联合使用的影响及建议

药物	联用影响	影响机制	联用建议
西沙比利	西沙比利血药浓度上升增加心脏毒性	氟康唑抑制 CYP3A4	禁止联用
特非那定	特非那定血药浓度上升增加心脏毒性		禁止联用
阿司咪唑	阿司咪唑血药浓度上升增加心脏毒性		禁止联用
匹莫齐特	匹莫齐特血药浓度上升增加心脏毒性		禁止联用
阿芬太尼、芬太尼	氟康唑可显著延迟芬太尼的清除。芬太尼血药浓度升高可能导致呼吸抑制		调整阿芬太尼的用药剂量
阿米替林、去甲替林	氟康唑可增加阿米替林和去甲替林的疗效		调整阿米替林/去甲替林的用药剂量
红霉素	两药均有心脏毒性,可引起QT间期延长	联用不良反应风险增加	禁止联用
利福平	氟康唑的药时曲线下面积（AUC）降低25%,半衰期缩短20%	利福平诱导氟康唑代谢	适当提高氟康唑用药剂量

（续　表）

药物	联用影响	影响机制	联用建议
两性霉素 B	对于烟曲霉菌全身感染，两种药物相互拮抗	两性霉素 B 与真菌麦角固醇结合起效，而氟康唑抑制真菌麦角固醇合成	不推荐联用
华法林	华法林血药浓度上升，导致凝血酶原时间延长	氟康唑抑制 CYP3A4	调整华法林的用药剂量
苯二氮䓬类药物	血药浓度明显升高，并出现精神运动性反应		减少苯二氮䓬类药物的剂量
卡马西平	抑制卡马西平代谢，血药浓度增加 30%		调整卡马西平用药剂量
钙通道阻滞剂：（硝苯地平、伊拉地平、氨氯地平、非洛地平）	抑制钙通道阻滞剂代谢，血药浓度升高		监测不良反应
塞来昔布	塞来昔布的血药峰浓度与药时曲线下面积分别增加了 68% 和 134%		塞来昔布的剂量调整为正常推荐剂量的一半
环孢素	显著增加环孢素的药物浓度和药时曲线下面积		减少环孢素用药剂量

（续　表）

药物	联用影响	影响机制	联用建议
他克莫司	他克莫司血药浓度增高达5倍		根据他克莫司血药浓度适当降低氟康唑用药剂量
HMG - CoA还原酶抑制剂:如阿托伐他汀、辛伐他汀、氟伐他汀	可使肌病与横纹肌溶解的风险增加	抑制 CYP3A4、CYP2C9	密切监测肌酐激酶水平,必要时停用 HMG - CoA 还原酶抑制剂
氯沙坦	抑制氯沙坦代谢为活性代谢物		监测血压水平
非甾体抗炎药(如氟比洛芬、布洛芬、萘普生、美洛昔康、双氯芬酸等)	抑制部分非甾体抗炎药代谢,增加血药浓度	氟康唑抑制 CYP2C9	监测非甾体抗炎药相关的不良事件与毒性,必要时调整非甾体抗炎药的用药剂量
西罗莫司	西罗莫司血药浓度上升	氟康唑抑制CYP3A4 及影响 P 糖蛋白	根据治疗药物监测（TDM）调整西罗莫司的用药剂量

规格 ▶ 氟康唑氯化钠注射液:0.2 g:100 ml/瓶。

◈ 43. 伏立康唑

药理作用 ▶ 本品高度选择性干扰真菌 CYP 的活性,

从而抑制真菌细胞膜上麦角固醇的生物合成。

用法用量 ▶

1）成人及青少年（12～14 岁且体重≥50 kg 者；15～17 岁者）：负荷剂量 6 mg/（kg・次），1 次/12 h，静脉滴注；维持剂量 4 mg/（kg・次），1 次/12 h，静脉滴注。

2）2 岁～12 岁的儿童和轻体重青少年（12～14 岁且体重＜50 kg 者）：负荷剂量 9 mg/（kg・次），1 次/12 h，静脉滴注；维持剂量 8 mg/（kg・次），1 次/12 h，静脉滴注。但不能超成人用量（参考进口品种剂量）。

3）肌酐清除率＜50 ml/min 者：应选用口服制剂（因其辅料含环糊精，可引起肾损害）。

4）肝功能 Child-Pugh A 和 Child-Pugh B 级：负荷剂量不变，但维持剂量减半。

5）伏立康唑必须以≤5 mg/ml 的浓度滴注，滴注时间须 1～2 h。

注意事项 ▶ 不宜用于孕妇，育龄期妇女应用期间需避孕，哺乳期妇女必须停止哺乳。

不良反应 ▶ 视觉损害、发热、皮疹、呕吐、恶心、腹泻、头痛、外周水肿、肝功能检查异常、呼吸窘迫和腹痛等。

相互作用 ▶ 伏立康唑抑制细胞色素 P450 同工酶的活性，包括 CYP2C19、CYP2C9 和 CYP3A4，合用药物影响见下页表 2-13。

1）伏立康唑与以下药物合用，可升高以下药物血药浓度：阿司咪唑、西沙必利、匹莫齐特、奎尼丁、特非那定、依非韦伦、麦角生物碱类、利福布汀、依维莫司、苯妥英钠、华法林、苯二氮䓬类药物、西罗莫司、环孢素、他克莫司、布洛芬、双氯芬酸、质子泵抑制剂、芬太尼、阿芬太尼、舒芬太尼、他汀类药物、磺脲类药物。

2）伏立康唑与卡马西平、长效巴比妥类药物、依非韦伦、利福平、利福布汀、洛匹那韦/利托那韦、贯叶连翘、苯妥英钠合用，可降低伏立康唑的血药浓度。

3）伏立康唑与质子泵抑制剂合用，可升高伏立康唑的血药浓度。

表 2-13　伏立康唑与其他药物联合使用的影响及建议

药物	联用影响	影响机制	联用建议
阿司咪唑、西沙必利、匹莫齐特、奎尼丁和特非那定	这些药物的血药浓度增高，可能导致 QT 间期延长	伏立康唑抑制 CYP3A4 代谢	禁止合用
卡马西平和长效巴比妥类药物	显著降低伏立康唑的血药浓度	卡马西平等为强效 CYP450 诱导剂	禁止合用
依非韦伦	依非韦伦血药浓度↑，伏立康唑血药浓度↓	依非韦伦为 CYP450 诱导剂、CYP3A4 抑制剂和底物	伏立康唑的维持剂量增加到 400 mg q12 h，依非韦伦的剂量减少到 300 mg qd
麦角生物碱类	麦角生物碱的血药浓度增高，从而导致中毒	伏立康唑抑制 CYP3A4 代谢	禁止合用
利福布汀	利福布汀血药浓度↑，伏立康唑血药浓度↓	利福布汀为强效 CYP450 诱导剂	伏立康唑的维持剂量可增加到 5 mg/kg q12 h

（续　表）

药物	联用影响	影响机制	联用建议
利福平	伏立康唑 C_{max}↓93%，伏立康唑 AUC↓96%	利福平为强效 CYP450 诱导剂	禁止合用
利托那韦	利托那韦血药浓度下降（大剂量伏立康唑可不引起利托那韦血药浓度下降），伏立康唑血药浓度下降	利托那韦为强效 CYP450 诱导剂、CYP3A4 抑制剂和底物	监测伏立康唑血药浓度调整剂量
贯叶连翘	伏立康唑 AUC↓59%	贯叶连翘 CYP450 诱导剂、P‐gp 诱导剂	禁止合用
依维莫司	伏立康唑可能会显著增加依维莫司的血药浓度	依维莫司 CYP3A4 底物、P‐gp 底物	不推荐伏立康唑与依维莫司合用
苯妥英钠	伏立康唑血药浓度↓，苯妥英钠血药浓度↑	苯妥英钠为 CYP2C9 底物和强效 CYP450 诱导剂	严密监测两者的血药浓度
华法林	凝血酶原时间最多约延长到正常时间的 2 倍	华法林为 CYP2C9 底物	密切监测患者的凝血酶原时间或其他合适的抗凝试验，并据此调整抗凝剂的剂量

(续　表)

药物	联用影响	影响机制	联用建议
苯二氮䓬类药物（例如咪达唑仑，地西泮，阿普唑仑）	苯二氮䓬类药物血药浓度↑，进而导致该类药物镇静作用时间延长	伏立康唑抑制 CYP3A4	应考虑减少苯二氮䓬类药物的剂量
西罗莫司	西罗莫司 C_{max}↑6.6 倍，西罗莫司 AUC↑11 倍		禁止伏立康唑与西罗莫司合用
环孢素	环孢素 C_{max}↑13%，环孢素 AUC↑70%		环孢素的剂量减半，并严密监测环孢素的血药浓度
他克莫司	他克莫司 C_{max}↑117%，他克莫司 AUC↑221%		他克莫司的剂量减至原先剂量的 1/3，并严密监测他克莫司的血药浓度
布洛芬	布洛芬 C_{max}↑20%，布洛芬 AUC↑100%	非甾体抗炎药为 CYP2C9 底物	密切监测非甾体类抗炎药相关的不良反应和毒性。必要时降低非甾体类抗炎药的剂量
双氯芬酸（单剂 50 mg）	双氯芬酸 C_{max}↑114%，双氯芬酸 AUC↑78%		

（续　表）

药物	联用影响	影响机制	联用建议
质子泵抑制剂（奥美拉唑、艾司奥美拉唑等）	奥美拉唑 $C_{max} \uparrow$ 116%，奥美拉唑 AUC $\uparrow$ 280%，伏立康唑 $C_{max} \uparrow$ 15%，伏立康唑 AUC $\uparrow$ 41%	质子泵抑制剂为 CYP2C19 抑制剂；CYP2C-19 和 CYP3A4 底物	无须调整伏立康唑剂量。当对每日正在服用 40 mg 或以上剂量奥美拉唑的患者开始使用伏立康唑时，建议奥美拉唑剂量减半
芬太尼、阿芬太尼、舒芬太尼	芬太尼 AUC $\uparrow$ 1.34 倍，阿芬太尼 AUC $\uparrow$ 6 倍	伏立康唑抑制 CYP3A4	减少经 CYP3A4 代谢的短效阿片类药物的剂量。建议密切监测呼吸抑制及其他与阿片类药物相关的不良反应，并延长监测期
他汀类药物（如阿托伐他汀）	他汀类药物的血药浓度增高，从而可能导致横纹肌溶解	伏立康唑抑制 CYP3A4	考虑减少他汀类药物的剂量
磺脲类药物（如甲苯磺丁脲，格列吡嗪，格列本脲）	增高磺脲类药物的血药浓度，从而引起低血糖症	伏立康唑抑制 CYP2C9	密切监测患者的血糖情况。应考虑减少磺脲类药物的剂量

规格 ▶ 注射用伏立康唑：200 mg/支。

◈ 44. 卡泊芬净

药理作用 ▶ 本品抑制易感曲霉菌属和念珠菌属细胞壁基本成分 $\beta(1,3)$-D-葡聚糖合成。在哺乳动物细胞中不存在 $\beta(1,3)$-D-葡聚糖。

用法用量 ▶

1) 成人剂量：①负荷剂量 70 mg/次，1 次/d；维持剂量 50 mg/次，1 次/d。②肾功能调整：无须对肾功能不全患者进行剂量调整，卡泊芬净透析无法滤过。③本品主要经肝代谢肝功能调整：轻度肝功能不全无须调整剂量。肝功能 Child-Pugh B 级，负荷剂量不变，维持 35 mg，1 次/d。无肝功能 Child-Pugh C 调整方案。

2) 儿童用量：3 个月～17 岁，负荷剂量为 70 mg/(m² · 次)，1 次/d；维持剂量 50 mg/(m² · 次)，1 次/d。

注意事项 ▶

1) 本品属妊娠类别 C，哺乳期妇女用药时停止哺乳。

2) 本品应静脉缓慢输注约 1 h 以上。

不良反应 ▶ 肝功能异常；血钾降低；发热、寒战；外周性水肿；腹泻、恶心、呕吐、腹痛；肺炎、咳嗽；皮疹、红斑；头痛；低血压等。

相互作用 ▶ 联用利福平、依非韦伦、奈韦拉平、苯妥英钠、地塞米松或卡马西平时，本品的治疗剂量应考虑 70 mg/d。

规格 ▶ 注射用卡泊芬净：50 mg/支，70 mg/支。

◈ 45. 两性霉素 B

药理作用 ▶ 本品通过与敏感真菌细胞膜上的麦角固醇相结合,损伤细胞膜的通透性从而抑制其生长。

用法用量 ▶

1) 先以 1～5 mg 或按体重一次 0.02～0.1 mg/kg 给药,根据患者耐受情况每日或隔日增加 5 mg,当增至一次 0.6～0.7 mg/kg 时即可暂停增加剂量,此为一般治疗量。成人最高剂量不超过 1 mg/(kg·d),每日或隔 1～2 d 给药 1 次,累积总量 1.5～3.0 g,疗程 1～3 个月。必须使用 5%葡萄糖注射液稀释(以生理盐水稀释有可能发生沉淀)。

2) 气溶吸入(氧气雾化吸入):成人 5～10 mg/次,用灭菌注射用水溶解成 0.2%～0.3%溶液(一般加 5 ml 液体)应用。

3) 超声雾化吸入:本品浓度为 0.01%～0.02%,2～3 次/d,5～10 ml/次,吸入。

4) 鞘内给药:首次 0.05～0.1 mg,以后渐增至 0.5 mg/次,最大量不超过 1 mg/次,2～3 次/w,总量 15 mg 左右。

注意事项 ▶

1) 治疗期间定期严密随访血尿常规、肝肾功能、血钾、心电图等。

2) 为减少本品的不良反应,给药前可给解热镇痛药和抗组胺药,如吲哚美辛(消炎痛)和异丙嗪等,同时给予地塞米松注射液 2～5 mg 一同静脉滴注。

3）本品宜缓慢避光滴注，每剂滴注时间至少 6 h。

4）重度肾功能损害者应用其最小有效量，当累积剂量＞4 g 时可引起不可逆性肾功能损害。

5）本品可致肝毒性，肝病患者避免应用本品。

不良反应 ▶ 寒战、高热、严重头痛、食欲不振、恶心、呕吐，有时可出现血压下降、眩晕等；肾功能损害；低钾血症；贫血；心律失常；静脉炎；皮疹、过敏反应，肝功能异常等。雾化吸入注意气道痉挛可能。

相互作用 ▶

1）洋地黄苷：本品所致的低钾血症可增强潜在的洋地黄毒性。

2）本品与吡咯类抗真菌药如酮康唑、氟康唑、伊曲康唑等在体外具有拮抗作用。

3）氨基糖苷类、抗肿瘤药物、卷曲霉素、多黏菌素类、万古霉素等肾毒性药物与本品同用时可增强其肾毒性。

规格 ▶ 注射用两性霉素 B：25 mg/瓶。

◈ 46. 两性霉素 B 脂质体 *

药理作用 ▶ 本品通过与敏感真菌细胞膜上的麦角固醇相结合，损伤细胞膜的通透性从而抑制其生长。

用法用量 ▶

预试验：本品 1 mg 静脉输注 10 min，观察是否出现过敏现象 30 min。

成人：初始 1 mg/（kg·d），缓慢增至 3 mg/（kg·d），

疗程 3～4 w。累积剂量 1～3 g。静脉滴注时间 30～60 min。

注意事项 ▶

1) 配置方法:用 12 ml 无菌注射用水加入到 50 mg 药物中,配置成 4 mg/ml 的两性霉素 B 液体。再用 5%、10% 或 20% 葡萄糖稀释重组的两性霉素 B 溶液,使其最终浓度在推荐浓度(0.2～2 mg/ml)范围内。

2) 静脉滴注时间:＞30 min。大剂量给药 5 mg/(kg·d),输液时间可＞2 h。

不良反应 ▶ 恶心、呕吐;低钾血症;寒战、发热。低钠血症、低钙血症、低镁血症、高糖血症;头痛;心动过速;低血压、血管舒张、脸红;呼吸困难;腹泻、腹痛;肝功能异常;高胆红素血症;碱性磷酸酶升高;皮疹;背部疼痛;胸痛;血肌酐、尿素增加等。

相互作用 ▶ 同两性霉素 B(本书第 82 页)。

规格 ▶ 两性霉素 B 脂质体(AmBisome,安必素):50 mg/支。

* 资料来源于国外药品(AmBisome)说明书。

◈ 47. 两性霉素 B 胆固醇硫酸酯复合物

药理作用 ▶ 本品的有效成分两性霉素 B 为多烯抗生素,它通过结合到真菌细胞膜上的固醇(主要为麦角固醇),造成膜通透性改变,胞内物流出而使真菌细胞死亡。

用法用量 ▶ 对于成年人和儿童,根据要求可按 3.0～4.0 mg/(kg·d)的剂量使用。若无改善或真菌感染恶化,剂量可增至 6 mg/(kg·d)。将溶解(必须用无菌注射用水重溶)的本品用 5% 葡萄糖注射液稀释,以 1 mg/(kg·h)的速度做静脉注射。在每一个疗程的第一次用药前建议作试验注射,以少量药(10 ml 稀释液含有 1.6～8.3 mg)用 15～30 min 注射。再仔细观察 30 min。如果患者可以忍受并无与输注有关的反应,则输注时间可缩短至 ≥2 h,如果患者出现急性反应或不能耐受输液容积,则输注时间要延长。

注意事项 ▶ 本品应静脉给药。与输药过程中有关的急性反应包括发热、发冷、低血压、恶心或心动过速。这些反应通常在开始输药后 1～3 h 出现,这些反应在头几次给药时较为严重和频繁,以后会逐步消失。应避免快速输注。与输注有关的急性反应可以事先通过使用抗组胺和皮质类固醇来预防和/或降低输注速度和迅速使用抗组胺和皮质类固醇来处理。本品不宜使用生理盐水配置。

不良反应 ▶

1)一般(全身):腹痛、腹胀、胸痛、背痛、注射部位炎症、面部水肿、黏膜异常、疼痛、败血症、寒战、发热、头痛等。

2)心血管系统:心血管功能紊乱、出血、低血压、心跳过速、高血压等。

3)消化系统:腹泻、口干、呕血、黄疸、口炎、恶心、呕吐等。

4)血液及淋巴系统:贫血、凝血障碍、凝血酶原减少、血小板减少等。

5)代谢和营养障碍:水肿(全身性水肿、周围性水肿)、低钙血症、低磷血症、体重增加等。

6)神经系统:精神错乱(意识混乱)、眩晕、失眠、嗜睡、异想、震颤等。

7）呼吸系统：窒息、哮喘、咳嗽加剧、鼻衄、鼻炎、通气过度、肺部异常、缺氧症等。

8）皮肤及附属器官：斑丘疹、瘙痒、皮疹、出汗等。

9）特殊感官：眼部出血等。

10）泌尿生殖系统：血尿等。

11）实验室监测异常：低血钾、血肌酐增高、低血镁、高胆红素、高碱性磷酸酶、低钙等。

相互作用 ▶

1）抗肿瘤药物与普通两性霉素 B 同时使用，可能导致增加肾毒性、支气管痉挛和低血压的可能性。因此，当抗肿瘤药与本品同时给药时需慎重。

2）糖皮质激素与普通两性霉素 B 同时使用可能降低血钾并导致心脏功能异常。若它们与本品同时使用，应该监测血清电解质和心脏功能。

3）环孢素与本品联用，可能出现血肌酐升高，但是使用普通两性霉素 B 时血肌酐升高更多。

4）洋地黄糖苷与普通两性霉素 B 同时使用，可能引起低血钾和增加洋地黄毒性，若洋地黄糖苷与本品同时使用，应密切监测血清钾水平。

5）咪唑类药物（酮康唑、咪康唑、氟康唑等）能抑制麦角甾醇合成，在动物体内和体外实验中与普通两性霉素 B 有拮抗作用。这一现象的临床意义尚未确定。

6）普通两性霉素 B 引起的低血钾可能增加骨骼肌松弛剂（即箭毒碱）的箭毒样效果。如果骨骼肌松弛剂与本品同用，需密切监测血清钾水平。

7）其他肾毒性的药物：普通两性霉素 B 与氨基糖苷

和五氮唑药物同时使用可能增加由药物引起的肾毒性。当氨基葡萄糖苷和五氮唑药物与本品同时使用时需慎重。建议密切监测服用有肾毒性药物的患者的肾功能。

8）含两性霉素 B 的药物与氟尿嘧啶同时使用可能增加氟尿嘧啶的毒性，它可能是通过增加细胞摄取与降低肾排泄而引起，当氟尿嘧啶与本品同时使用时需非常慎重。

规格 ▶ 注射用两性霉素 B 胆固醇硫酸酯复合物：50 mg/支。

附录3　关于两性霉素 B 三种制剂的对比小结

多烯抗生素两性霉素 B 是广谱强效抗真菌药物，目前临床主要用于治疗深部真菌感染。目前临床中使用的两性霉素 B 脂质制剂有 3 种：①两性霉素 B 脂质复合物（amphotericin B lipid complex，ABLC）；②两性霉素 B 胆固醇硫酸酯（amphotericin B colloidal dispersion，ABCD）；③两性霉素 B 脂质体（liposomal amphotericin B，LAmB）。但其传统的脱氧胆酸盐制剂（amphotericin B deoxycholate，AmBD）往往因副作用大而不能足量使用，影响了其治疗效果。相比传统制剂，新的脂质制剂技术可大为改善两性霉素 B 安全性，使足量使用成为可能，从而有效提升了临床疗效。

（1）结构对比：两性霉素 B 由于其水溶性较差，传统制剂 AmBD 以脱氧胆酸钠为增溶剂，和两性霉素 B 以摩尔比 1：2 混合，以提升两性霉素 B 的溶解度。两性霉素 B 脂质复合物（ABLC）是由两性霉素 B 与磷脂复合物交织成盘状结构；两性霉素B胆固醇硫酸酯（ABCD）是由两性霉素B与胆固醇硫酸酯混合而成；两性霉素B脂质体（LAmB）是由磷脂（含饱和脂肪酸侧链）与脂质微粒（胆固醇）将两性霉素B进行包裹而成，具有较高的稳定性，能使两性霉素B尽可能在疏水层中保留最大的含量，降低与肌体中胆固醇的结合而增强对真菌细胞麦角固醇的结合，从而发挥两性霉素B的最大杀菌能力，LAmB同时能减慢两性霉素B向各组织的释放速度，从而减少对人体器官的损伤。4种两性霉素B制剂对比见表2-14。

表2-14 两性霉素B制剂的结构特点与药物代谢动力学参数

项目	AmBD	ABLC	ABCD	LAmB
结构	胶束结构	多层带状结构	盘状结构	单层球形脂质体
大小(nm)	35	1 600～11 000	122×4	80
给药剂量 [mg/(kg·d)]	1.0	5.0	4.0	5.0
C_{max}(μg/ml)	2.9	1.7±0.8	2.9	83.0±35.2
$AUC_{0\sim24h}$ [μg/(ml·h)]	36	14.0±7.0	36	555±311
$t_{1/2}$(h)	39[a]	173.4±78.0	28.2[b]	6.8±2.1[c]
V_{SS}(L/kg)	1.1	131.0±57.7	4.1	0.10±0.07
Cl [ml/(h·kg)]	28	436.0±188.5	112	11±6

注：AUC表示血药浓度-时间曲线下面积；Cl表示清除率；C_{max}表示血峰浓度；$t_{1/2}$表示半衰期；V_{SS}表示表观分布容积；a最新研究显示单剂两性霉素B脱氧胆酸盐0.6 mg/kg的终末消除半衰期约为127 h；b最新研究显示单剂两性霉素B胆固醇硫酸酯1.0 mg/kg的终末期消除半衰期为250 h；c美国药品说明书指出，根据给药后在1个给药间隔(24 h)内测量的两性霉素B总浓度，平均半衰期为7～10 h，但根据用药后49 d内测得的两性霉素B总浓度，平均半衰期为100～153 h。

（2）临床应用：针对念珠菌、曲霉菌及毛霉菌的深部感染治疗，目前国际上的多个指南均一致将脂质体作为两性霉素 B 制剂的优先推荐，甚至在一些疾病中将脱氧胆酸盐等制剂列为不推荐使用。

（3）安全性：脂质制剂进入体内后，ABLC 与 ABCD 大部分被网状内皮系统吞噬，而 LAmB 本身保持稳定结构，游离后与 LDL 结合的两性霉素 B 分子远低于 AmBD，因此其肾毒性得到了明显改善；脂质制剂中，ABLC 不刺激促炎信号分子 TLR2 和 CD14，因而不增加促炎细胞因子的分泌。LAmB 的小尺寸和负电荷将 TLR2 型应答转变为 TLR4 型应答，这降低了促炎细胞因子的上调进而减弱了输液反应，但 ABCD 表现出与 AmBD 相似的炎症基因上调趋势，相关的输液反应甚至高于 AmBD。临床研究显示，与 ABLC 相比，LAmB 的输液相关反应发生率显著降低，包括寒战和发热等；LAmB 的肾毒性（根据血清肌酐水平的增加确定）显著降低；与 ABLC 相比，LAmB 因药物毒性而停药的频率也显著降低。

∽ 参考文献 ∽

［1］吴武华,谷守娜,缪子敬.两性霉素 B 制剂的研究进展［J］.天津药学,2014,26(4):70－72.

［2］孔旭东,王晓星,陈玥,刘晓.两性霉素 B 不同制剂的药学特性和临床应用［J］.临床药物治疗杂志,2022,20(7):7－12.

［3］Ullmann AJ, Aguado JM, Arikan-Akdagli S, et al. Diagnosis and management of Aspergillus diseases: executive summary of the 2017 ESCMID-ECMM-ERS

guideline [J]. Clin Microbiol Infect，2018，24（Suppl 1）：
e1 - e38.

[4] Tissot F，Agrawal S，Pagano L，et al. ECIL - 6 guidelines
for the treatment of invasive candidiasis，aspergillosis and
mucormycosis in leukemia and hematopoietic stem cell
transplant patients [J]. Haematologica，2017，102（3）：
433 - 444.

[5] Patterson TF，Thompson GR 3rd，Denning DW，et al.
Practice guidelines for the diagnosis and management of
aspergillosis：2016 update by the Infectious Diseases
Society of America [J]. Clin Infect Dis，2016，63（4）：e1 -
e60.

[6] Pappas PG，Kauffman CA，Andes DR，et al. Clinical
practice guideline for the management of candidiasis：
2016 update by the Infectious Diseases Society of America
[J]. Clin Infect Dis，2016，62（4）：e1 - e50.

[7] Bellocchio S，Gaziano R，Bozza S，et al. Liposomal
amphotericin B activates antifungal resistance with
reduced toxicity by diverting Toll-like receptor signalling
from TLR - 2 to TLR - 4 [J]. J Antimicrob Chemother，
2005，55（2）：214 - 222.

[8] Simitsopoulou M，Roilides E，Dotis J，et al. Differential
expression of cytokines and chemokines in human
monocytes induced by lipid formulations of amphotericin
B [J]. Antimicrob Agents Chemother，2005，49（4）：
1397 - 1403.

[9] Wingard JR，White MH，Anaissie E，et al. LAmph/
ABLC Collaborative Study Group. A randomized，
double-blind comparative trial evaluating the safety of
liposomal amphotericin B versus amphotericin B lipid
complex in the empirical treatment of febrile

neutropenia. L Amph/ABLC Collaborative Study Group [J]. Clin Infect Dis，2000，31(5)：1155－1163.

[10] 李俊.临床药理学[M].6 版.北京:人民卫生出版社,2018.

[11] 杨宝峰,陈建国.药理学[M].9 版.北京:人民卫生出版社,2018.

三、抗炎免疫调节用药

◈ 48. 甲泼尼龙琥珀酸钠

药理作用 ▶ 本品通过与胞浆内糖皮质激素受体结合，随后结合物进入细胞核内与 DNA 结合，启动 mRNA 转录，合成各种酶蛋白，进而对炎症细胞和分子产生影响发挥抗炎作用。

用法用量 ▶ 成人：根据病情用量，通常 $1 \sim 2$ mg/（kg·d）。根据具体情况酌定用量。

注意事项 ▶

1）糖皮质激素可能会增加感染的易感性。

2）本品辅料中包含牛源性乳糖，对牛乳蛋白过敏的患者在使用本品可发生严重的变态反应。已明确对牛乳过敏的患者禁用本品，疑似对牛乳过敏的患者慎用本品，尤其是儿童。

不良反应 ▶ 感染，过敏，精神异常，惊厥、头晕、头痛、青光眼、白内障，心律失常；消化道损伤，外周水肿，皮疹、瘙痒、荨麻疹、痤疮，骨坏死、肌肉萎缩、骨质疏松、肌无力，月经失调，肝功能异常等。

相互作用 ▶

1）CYP3A4 抑制剂可能升高甲泼尼龙浓度，包括异烟肼、阿瑞吡坦、伊曲康唑、酮康唑、利托那韦、地尔硫䓬、葡萄柚汁、克拉霉素等。

2）CYP3A4 诱导剂可能降低甲泼尼龙浓度，包括利福平、卡马西平、苯巴比妥、苯妥英钠等。

3）与非甾体抗炎药同时使用，可能增加胃肠道出血和溃疡的发生风险。

4）与排钾药物联用时，可能增加患低血钾症风险，如排钾利尿药、两性霉素 B 等。

规格 ▶ 注射用甲泼尼龙琥珀酸钠：40 mg/瓶，500 mg/瓶；甲泼尼龙片：4 mg/片。

◈ **49. 地塞米松**

药理作用 ▶ 肾上腺皮质激素类药。具有抗炎、抗过敏、抗风湿、免疫抑制作用，其作用机制如下。

1）抗炎作用：本品减轻和防止组织对炎症的反应，从而减轻炎症的表现。如能够抑制炎症细胞，包括巨噬细胞和白细胞在炎症部位的集聚，并抑制吞噬作用、溶酶体酶的释放以及炎症化学中介物的合成和释放。

2）免疫抑制作用：包括防止或抑制细胞介导的免疫反应，延迟性的过敏反应，减少 T 细胞、单核细胞、嗜酸性细胞的数目，降低免疫球蛋白与细胞表面受体的结合能力，并抑制白介素的合成与释放，从而降低 T 细胞向淋巴母细胞转化，并减轻原发免疫反应的扩展。本品还降低免疫复合物通过基底膜,并能减少补体成分及免疫球蛋白的浓度。

用法用量 ▶ 一般剂量为静脉注射 2～20 mg/次。根据具体情况决定用量。

注意事项 ▶

1) 以下疾病患者一般情况下不宜使用,在特殊情况下权衡利弊使用,且应注意病情恶化的可能:高血压、血栓症、心肌梗死、胃与十二指肠溃疡、内脏手术、精神病、电解质代谢异常、青光眼。

2) 我国《糖皮质激素类药物临床应用指导原则(2011)》指出,以下情况尽量避免使用糖皮质激素(若有必须用糖皮质激素类药物才能控制疾病、挽救患者生命的情况时,可在积极治疗原发疾病、严密监测上述病情变化的同时,慎重使用糖皮质激素类药物):对糖皮质激素类药物过敏;严重精神病史;癫痫;活动性消化性溃疡;新近胃肠吻合术后;骨折;创伤修复期;单纯疱疹性角(结)膜炎及溃疡性角膜炎、角膜溃疡;严重高血压;严重糖尿病;未能控制的感染(如水痘、真菌感染);活动性肺结核;较严重的骨质疏松;妊娠初期及产褥期;寻常型银屑病。

3) 常用糖皮质激素类药物比较,见下页表 3-1。

不良反应 ▶ 与疗程、剂量、用药种类、用法及给药途径等有密切关系。类似甲泼尼龙琥珀酸钠(本书第 91 页)。

相互作用 ▶ 参考"甲泼尼龙琥珀酸钠"(本书第 92 页)。

规格 ▶ 地塞米松磷酸钠注射液:1 ml(2 mg)/支,1 ml(5 mg)/支。醋酸地塞米松片:0.75 mg/片。

表 3 - 1 常用糖皮质激素类药物比较

类别	药物	对糖皮质激素受体的亲和力	水盐代谢(比值)	糖代谢(比值)	抗炎作用(比值)	等效剂量(mg)	血浆半衰期(min)	作用持续时间(h)
短效	氢化可的松	1.00	1.0	1.0	1.0	20.00	90	8~12
	可的松	0.01	0.8	0.8	0.8	25.00	30	8~12
中效	泼尼松	0.05	0.8	4.0	3.5	5.00	60	12~36
	泼尼松龙	2.20	0.8	4.0	4.0	5.00	200	12~36
	甲泼尼龙	11.90	0.5	5.0	5.0	4.00	180	12~36
	曲安西龙	1.90	0	5.0	5.0	4.00	>200	12~36
长效	地塞米松	7.10	0	20.0~30.0	30.0	0.75	100~300	36~54
	倍他米松	5.40	0	20.0~30.0	25.0~35.0	0.60	100~300	36~54

注:表中水盐代谢、糖代谢、抗炎作用的比值均以氢化可的松为 1 计;等效剂量以氢化可的松为标准计。

◈ **50. 托珠单抗**

药理作用 ▶ 本品为一种免疫球蛋白 IgG_1 亚型的重组人源化抗人白介素6($IL-6$)受体单克隆抗体。

用法用量 ▶

1）类风湿关节炎：$8\,mg/kg$，1 次/4 w，静脉滴注。用 0.9% 的无菌生理盐水稀释至 $100\,ml$。静脉滴注时间在 1 h 以上。对于体重 > $100\,kg$ 的患者，每次推荐的滴注剂量不得超过 $800\,mg$。

2）全身型幼年特发性关节炎（systemic juvenile idiopathic arthritis，sJIA）：患者体重 < $30\,kg$，$12\,mg/kg$；患者体重 ≥ $30\,kg$，$8\,mg/kg$，1 次/2 w，静脉滴注 1 次。体重 ≥ $30\,kg$ 的 sJIA 患者，用 0.9% 生理盐水溶液稀释至 $100\,ml$；体重 < $30\,kg$ 的 sJIA 患者，用 0.9% 生理盐水溶液稀释至 $50\,ml$。

3）肾功能损伤患者：轻度肾功能损伤患者无须调整剂量。尚未在中度至重度肾功能损伤患者中研究托珠单抗的用药情况。

4）肝功能损伤患者：尚未对托珠单抗在肝功能损伤患者中的安全性和有效性进行研究。

注意事项 ▶

1）除非有明确的医学需要，孕妇不应使用托珠单抗。

2）在治疗过程中以及治疗后 3 个月内，有怀孕可能的女性必须采取有效的避孕措施。

3）接受免疫抑制剂治疗可能增加患者感染的风险。

不良反应 ▶ 上呼吸道感染、蜂窝织炎、口唇单纯疱疹、带状疱疹、腹痛、口腔溃疡、胃肠穿孔、胃炎、皮疹、瘙痒、荨麻疹、头痛、眩晕、肝氨基转移酶升高、体重增加、高血压、白细胞减少症、中性粒细胞减少症、高胆固醇血症、外周水肿、超敏反应、咳嗽、呼吸困难、结膜炎、输液反应、恶性肿瘤等。

相互作用 ▶ 本品与华法林联用需监测 INR 指标；与茶碱、环孢素联用需监测后者血药浓度；本品可降低奥美拉唑、辛伐他汀、右美沙芬的血药浓度。

规格 ▶ 托珠单抗注射液：80 mg/支，400 mg/支。

◈ 51. 西维来司他钠

药理作用 ▶ 本品为中性粒细胞弹性蛋白酶的选择性抑制剂。中性粒细胞弹性蛋白酶是一种蛋白分解酶，从聚集到肺部的中性粒细胞中游离出来，能分解肺结缔组织，使肺血管通透性增强，诱发急性肺损伤/急性呼吸窘迫综合征；还能促进中性粒细胞趋化因子的产生，加重炎症反应，是与全身性炎症反应综合征的急性肺损伤/急性呼吸窘迫综合征相关的重要损伤因子。

适应证 ▶ 用于改善全身性炎症反应综合征的急性肺损伤/急性呼吸窘迫综合征。

用法用量 ▶ 采用生理盐水 250～500 ml 进行配伍，现配现用。将 1 日剂量（4.8 mg/kg）用 250～500 ml 生理盐水稀释，24 h 持续静脉给药[相当于 0.2 mg/(kg·h)]，最长持续给药 14 d。

注意事项 ▸

1）建议在肺损伤发生后 72 h 内开始使用本品。

2）根据症状改善情况也可在短期给药后停药。如果本品用药 5 d 后的改善情况不理想，通常此后的改善情况（14 d 后）也会不理想。

3）妊娠期的用药安全性尚不明确。建议使用本品治疗期间应停止哺乳。

不良反应 ▸ 呼吸困难，白细胞减少，血小板减少，肝功能损伤等。

相互作用 ▸

1）使用氨基酸输液会导致本品分解，因此需避免与氨基酸输液混用。

2）使用含钙的输液（本品浓度 2 mg/mL 以上）或使用输液稀释后 pH 下降到 6.0 以下时，会生成沉淀。

规格 ▸ 注射用西维来司他钠：0.1 g/支。

◈ 52. 乌司他丁

药理作用 ▸ 本品具有抑制胰蛋白酶等各种胰酶活性的作用。此外，本药可稳定溶酶体膜，抑制溶酶体酶的释放和抑制心肌抑制因子产生。

适应证 ▸ 用于急性胰腺炎、慢性复发性胰腺炎、急性循环衰竭的抢救辅助用药。

用法用量 ▸

1）急性胰腺炎、慢性复发性胰腺炎，初期每次 100 000 U 溶于 500 ml 5% 葡萄糖注射液或氯化钠注射液中静脉滴注,每次静滴 1～2 h,1～3 次/d,以后随症状消退而减量。

2）急性循环衰竭,每次 100 000 U 溶于 500 ml 5％葡萄糖注射液或氯化钠注射液中静脉滴注,每次静滴 1～2 h,1～3 次/d,或每次 100 000 U 溶于 5～10 ml 氯化钠注射液中,缓慢静脉推注 1～3 次/d。

注意事项 ▶

1）孕妇只有在判断患者的获益大于风险时方可使用。

2）儿童用药的安全性尚未确定。

3）高龄患者应适当减量。

不良反应 ▶ 偶见白细胞减少,嗜酸性粒细胞增多,恶心、呕吐、腹泻等消化道症状,肝功能异常,血管痛,瘙痒,皮肤过敏以及寒战、发热、过敏、过敏样反应等。严重不良反应可出现过敏性休克等。

相互作用 ▶ 本品避免与加贝酯或丙种球蛋白等混合使用。

规格 ▶ 注射用乌司他丁:5 万 U/瓶,10 万 U/瓶。

◈ **53. 胸腺法新**

药理作用 ▶ 本品促进 T 细胞成熟,产生各种淋巴因子如 α、γ 干扰素等;激活 CD4 细胞增强淋巴细胞反应;影响 NK 前体细胞募集。

成人用法用量 ▶ 常用剂量:1.6 mg/次,皮下注射,2 次/w。

注意事项 ▶

1）使用配备的注射用水溶解后使用。

2）使用本品不宜肌注或静注。

3）因为本品治疗是通过增强患者的免疫系统，因此那些需要做免疫抑制的患者例如器官移植受者是禁用的，除非治疗带来的好处明显地优于危险。

不良反应 ▶ 注射部位疼痛，红肿，短暂性肌肉萎缩，多关节痛伴有水肿，皮疹等。

规格 ▶ 注射用胸腺法新：1.6 mg/支。

◆ 54. 人免疫球蛋白(pH4)

药理作用 ▶ 本品含有广谱抗病毒、细菌或其他病原体的 IgG 抗体，提高受者 IgG 水平，增强机体抗感染能力和免疫调节作用。

成人用法用量 ▶ 200～300 mg/(kg·d)。剂量常需个体化。

注意事项 ▶

1）静脉滴注或以 5% 葡萄糖溶液稀释 1～2 倍静脉滴注，开始 15 min 内 20 滴/min，若无不良反应，可逐渐加快速度，最快不得超过 60 滴/min。

2）有抗 IgA 抗体的选择性 IgA 缺乏者禁用。

不良反应 ▶ 寒战、头疼、发热、呕吐、过敏反应、恶心、关节痛、低血压等。

相互作用 ▶ 本品应单独输注，不得与其他药物混合输用。

规格 ▶ 静注人免疫球蛋白(pH4)：2.5 g/瓶。

◈ **55. 强化免疫球蛋白***

药理作用 ▶ 本品含有免疫球蛋白 IgG、IgA、IgM,具有抗各种感染因子及毒素的广谱抗体。与普通静注人免疫球蛋白相比,本品 IgA 含量较高,尤其是 IgM 含量相对较高,对细菌抗原具有更高的抗体效价。

用法用量 ▶

1) 新生儿与婴儿:静脉滴注,5 ml/(kg·d)[0.25 g/(kg·d)],连续治疗 3 d。输注速度 1.7 ml/(kg·h)。

2) 儿童与成人:静脉滴注。治疗严重的细菌感染 5 ml/(kg·d),连续治疗 3 d;免疫功能低下患者和有严重免疫缺陷患者 3～5 ml/kg,每周重复一次。输注速度 0.4 ml/(kg·h)。

注意事项 ▶

1) 一般认为,免疫球蛋白 IgM 抗原结合能力在免疫球蛋白中最高,比 IgG 更易激活补体。IgM 杀菌、溶菌、促吞噬和凝集作用比 IgG 高 500～1 000 倍。

2) 使用本品前,应将溶液水浴加热至室温或体温。严格按照上述输液速度给药,输注速度过快可能增加某些不良反应风险。

不良反应 ▶ 无菌性脑膜炎、溶血性贫血、过敏反应、过敏性休克、头痛、头晕、低血压、肺栓塞、心肌梗死、深静脉血栓、恶心、呕吐、皮疹、关节痛、血肌酐上升、急性肾功能衰竭、寒战、发热等。

规格 ▶ 强化免疫球蛋白注射剂:5 g(100 ml)/瓶。

＊参考国外药品说明书（IgM 丙球，Biotest）。

◈ **56. 重组人粒细胞刺激因子**

药理作用 ▶ 本品能特异性地与存在于从中性粒细胞祖细胞开始到成熟中性粒细胞的各细胞上的受体结合，并能促进中性粒细胞祖细胞的分化、增殖，提高成熟中性粒细胞的功能，从骨髓中释放成熟的中性粒细胞；促进中性粒细胞数增加；增强中性粒细胞的游走能力。

用法用量 ▶ 参阅药品说明书，根据具体情况，剂量为 $50 \sim 400 \ \mu g/m^2$，1 次/d，当中性粒细胞数上升超过 $5\,000/mm^3$ 时，停药、观察病情。

注意事项 ▶

1）严重肝、肾、心、肺功能障碍者禁用。

2）骨髓中幼稚细胞未显著减少的髓性白血病以及外周血中存在骨髓幼稚细胞的髓性白血病患者禁用。

3）不宜用于孕妇（妊娠用药安全性尚未确定）。但当证明孕妇用药潜在利益大于对胎儿的潜在危险时，应予以使用。

不良反应 ▶ 主要的不良反应有骨痛（7%）、发热（6%）、腰痛（5%）、肝功能异常（0.6%）等；严重不良反应有休克、间质性肺炎、急性呼吸窘迫综合征、毛细血管渗漏综合征、脾肿大等。

规格 ▶ 重组人粒细胞刺激因子注射液：$75 \ \mu g$ $(0.3 \ ml)/$支，$150 \ \mu g(0.6 \ ml)/$支，$300 \ \mu g(0.7 \ ml)/$支。

参考文献

［1］李俊.临床药理学［M］.6版.北京:人民卫生出版社,2018.

［2］杨宝峰,陈建国.药理学［M］.9版.北京:人民卫生出版社,2018.

四、抗凝及抗血小板用药

◈ 57. 肝素钠

药理作用 ▶ 本品具有带强负电荷的理化特性,能干扰血凝过程的许多环节,在体内外都有抗凝血作用。其作用机制比较复杂,主要通过与抗凝血酶Ⅲ(AT-Ⅲ)结合,而增强后者对活化的Ⅱ、Ⅸ、Ⅹ、Ⅺ和Ⅻ凝血因子的抑制作用。其后果涉及阻止血小板凝集和破坏,妨碍凝血激活酶的形成,阻止凝血酶原变为凝血酶,抑制凝血酶,从而妨碍纤维蛋白原变成纤降蛋白。

用法用量 ▶

1)深部皮下注射:首次 5 000～10 000 U,以后每 8 h 8 000～10 000 U 或每 12 h 15 000～20 000 U;每 24 h 总量约 30 000～40 000 U,一般均能达到满意的效果。

2)静脉注射:首次 5 000～10 000 U 之后,按体重 100 U/(kg·4 h),用氯化钠注射液稀释后应用。

3)静脉滴注:每日 20 000～40 000 U。滴注前可先静脉注射 5 000 U 作为初始剂量。

4)预防性治疗:高危血栓形成患者,大多是用于腹部手术之后,以防止深部静脉血栓。在外科手术前 2 h 先给 5 000 U 肝素皮下注射,但麻醉方式应避免硬膜外麻醉,然后 5 000 U/(8～12 h)。

注意事项 ▶

1) 用药期间应定时测定凝血时间。

2) 如注射后引起严重出血,可静注硫酸鱼精蛋白进行急救(1 mg 硫酸鱼精蛋白可中和 100 U 肝素)。

3) 肝功能不全时,长期使用本品可引起凝血酶Ⅲ衰竭,从而引起血栓形成倾向。

不良反应 ▶ 主要不良反应为自发性出血。偶可引起过敏反应、血小板减少、一次性脱发、腹泻等。

相互作用 ▶ 合用以下药物有加重出血危险:①香豆素及其衍生物;②阿司匹林及非甾体消炎镇痛药;③双嘧达莫、右旋糖酐;④肾上腺皮质激素、促肾上腺皮质激素;⑤利尿酸、组织纤溶酶原激活物(t - PA)、尿激酶、链激酶等。

规格 ▶ 肝素钠注射液:1.25 万 U(2 ml)/支。

◈ 58. 那屈肝素钙

药理作用 ▶ 那屈肝素是一种低分子量的肝素,由具有抗血栓形成和抗凝作用的普通肝素解聚而成。其抗Ⅹa 因子与抗凝血因子Ⅱa 活性比值是 3.2。

用法用量 ▶

1) 预防性治疗:根据体重个体化用量。常规为 0.2～0.6 ml,1 次/d。

2）深静脉栓塞的治疗：85 U/kg（或 0.01 ml/kg），q12 h。

3）肾功能不全调整：30 ml/min＜肌酐清除率＜50 ml/min，剂量应减少 25%～33%。通常情况下，本品禁用于严重肾功能损害的患者。

注意事项 ▶

1）本品主要经肾排泄，严重肾功能损害患者，需充分考虑出血倾向。

2）本品不能肌内注射。可皮下注射或静脉用药。

3）有肝素诱导血小板减少症的可能，在使用过程中，应全程监测血小板计数。

4）肝素能抑制肾上腺分泌醛固酮而导致高钾血症，应注意监测。

5）通常情况下，有出血倾向、急性感染性心内膜炎、出血性脑血管意外、严重肾功能损害的患者禁用本品。

不良反应 ▶ 不同部位的出血，转氨酶升高，注射部位的小血肿及其他异常反应等。

相互作用 ▶ 与以下药物联用有增加出血风险：乙酰水杨酸类解热镇痛剂，非甾体类抗炎镇痛药，右旋糖酐 40 注射液，噻氯匹定，口服抗凝剂，糖皮质激素（全身用药）等。相对非选择性环氧化酶抑制药来说，选择性环氧化酶抑制药如尼美舒利、塞来昔布对凝血功能影响较小。

规格 ▶ 那屈肝素钙注射液：0.4 ml（4 100 AxaU）/支。

◆ **59. 依诺肝素钠**

药理作用 ▶ 依诺肝素是一种低分子量的肝素，由具有抗血栓形成和抗凝作用的普通肝素解聚而成。其抗 Ⅹ a 与抗凝血因子 Ⅱ a 活性比值是 3.6。

用法用量 ▶ 宜个体化用量。

1）中度血栓形成危险，预防剂量：2 000 AxaU（0.2 ml）或 4 000 AxaU（0.4 ml），1 次/d，皮下注射。

2）预防静脉血栓栓塞性疾病：4 000 AxaU（0.4 ml），1 次/d，皮下注射。

3）治疗深静脉栓塞，伴或不伴有肺栓塞，临床症状不严重：150 AxaU/kg（0.015 ml/kg），1 次/d 或 100 AxaU/kg（0.01 ml/kg），q12 h，皮下注射。

4）当患者为复杂性栓塞性疾病时：100 AxaU/kg（0.01 ml/kg），q12 h，皮下注射。

5）治疗不稳定性心绞痛及非 Q 波心梗：100 AxaU/kg（0.01 ml/kg），q12 h，皮下注射。应与阿司匹林同用（推荐剂量：最小负荷剂量为 160 mg，之后口服 75～325 mg，1 次/d）。一般疗程为 2～8 d，直至临床症状稳定。

6）严重肾功能不全患者（肌酐清除率为 15～30 ml/min）：预防量为 2 000 AxaU（0.2 ml），1 次/d；治疗量为 100 AxaU/kg（0.01 ml/kg），1 次/d。不推荐用于 CrCl＜15 ml/min 的患者。

注意事项 ▶

1）本品主要在肝脏代谢。

2）本品通常皮下注射，一般不静脉用药，禁止肌内注射。

3）肝素诱导血小板减少症的可能，在使用过程中，应全程监测血小板计数。

4）肝素能抑制肾上腺分泌醛固酮而导致高钾血症，应注意监测。

不良反应 ▶ 出血、血小板减少症，过敏反应，肝转氨酶增高，荨麻疹，瘙痒，红斑，注射部位血肿，注射部位疼痛等。

相互作用 ▶ 与以下药物联用会增加出血风险：解热镇痛药乙酰水杨酸，非甾体类抗炎镇痛药，右旋糖酐 40 注射液，噻氯匹定等。

规格 ▶ 依诺肝素钠注射液：0.4 ml（4 000 AxaU）/支。

附录4 关于那屈肝素钙注射液、依诺肝素钠注射液、普通肝素钠注射液的简要比较

1）抗 Ⅹa 因子与抗凝血因子 Ⅱa 活性比值：依诺肝素 3.6：1，那屈肝素 3.2：1，普通肝素为 1：1。比值越高，使 Ⅹa 因子失活的活性更强，而且对凝血因子 Ⅱa 的作用较小，则抗凝效果越好，出血不良反应越少。

2）依诺肝素半衰期较长，约为 4 h，重复给药后半衰期约为 7 h。那屈肝素 3.5 h，普通肝素 2.5 h。

3）依诺肝素达最大抗 Ⅹa 活性时间较短，约 2.3 h。那屈肝素为 3.6 h。

4）相对于那屈肝素、普通肝素，依诺肝素有经皮冠状动脉介入治疗（PCI）适应证。

5）普通肝素主要经网状内皮代谢，肾排泄。对于严重肾功能衰竭患者，不建议使用低分子肝素，建议考虑依诺肝素。通常，严重肝功能不全禁用普通肝素，但可考虑

那曲肝素。肝硬化患者中根据监测的抗 Xa 因子水平进行那曲肝素剂量调整是不可靠的,因此也不推荐。

6)依诺肝素主要经肝代谢,其代谢产物经肾及胆汁排泄。治疗量为 150 AxaU/kg,也即 0.15 ml,1 次/d;或100 AxaU/kg,也即 0.1 ml,2 次/d。对于肾功能不全,肌酐清除率(CrCl)>30 ml/min 以上,不需要调整剂量。对于 CrCl 为 15~30 ml/min 患者,预防用量为 0.2 ml,1次/d;治疗量为 100 AxaU/kg,也即 0.1 ml,1 次/d;不推荐用于 CrCl<15 ml/min 患者。对于肝功能不全者,慎用依诺肝素,推荐考虑选用那曲肝素。

7)那曲肝素主要经肾清除,肾功能损害患者,建议考虑选择依诺肝素。治疗剂量 0.4 ml 始,1 次/12 h;需参阅药品说明书,根据千克体重用量,治疗时间不超10 d。密切监测血小板以及血浆凝血因子 Xa 活性等。轻度肾功能损害,CrCl>50 ml/min 患者,不需要减少剂量;中度肾功能损害,CrCl 为 30~50 ml/min 患者,减量25%~33%。严重肾功能损害,CrCl<30 ml/min 患者禁用。

8)虽然说低分子肝素很少分布到脂肪组织,理论上对于特别肥胖患者应按理想体重使用剂量。有文献认为对于 BMI 较高的患者应降低低分子量肝素剂量或设定剂量上限;但也有文献认为宜按美国血液病学会(ASH)指南,该指南建议对 BMI 较高的患者使用基于实际体重的给药方案,而不是设定剂量上限或减量。我们建议对于体重>100 kg 的患者,首选最高使用 1.0 ml的剂量,并加强临床观察,根据实际情况适当调整剂量。

◆ **60. 阿加曲班**

药理作用 ► 本品为凝血酶抑制药,可逆地与凝血酶活性位点结合。通过抑制凝血酶催化或诱导的反应发挥抗凝血作用。本品的抗血栓作用不需要辅助因子抗凝血酶Ⅲ。

适应证 ► 用于发病48 h内的缺血性脑梗死急性期患者的神经症状(运动麻痹)、日常活动(步行、起立、坐位保持、饮食)的改善。也用于改善慢性动脉闭塞症(血栓闭塞性脉管炎、闭塞性动脉硬化症)患者的四肢溃疡、静息痛及冷感等的改善。

用法用量 ► 静脉滴注。本品不可直接静脉给药,需稀释后使用。成人剂量如下。

1) 发病48 h内的缺血性脑梗死急性期患者:在开始的2 d内,6 支/d(阿加曲班60 mg)稀释后,经24 h持续静脉滴注。其后的5 d中,2 支/d(阿加曲班20 mg),稀释后,每日早晚各1次,1 支/次(阿加曲班10 mg),3 h静脉滴注。可根据年龄、症状适当增减。

2) 慢性动脉闭塞症(血栓闭塞性脉管炎,闭塞性动脉硬化症)患者:常用量1 支/次(阿加曲班10 mg),2 支/d(阿加曲班20 mg),每次用于输液稀释后,进行2～3 h的静脉滴注。疗程在4 w以内。

注意事项 ►

1) 以下情况禁用:①出血性患者禁用(颅内出血,出血性脑梗,血小板减少性紫癜,由于血管障碍导致的出血现象,血友病及其他凝血障碍,月经期间,手术时,消化道出血,尿道出血,咯血,流产、早产及分娩后伴有生殖器官出血的孕产妇等)。②有或可能有脑栓塞症的患者禁用(有引起出血性脑梗的危险)。③伴有高度意识障碍的心源性脑梗患者禁用(用于心源性脑梗患者时,有引起出血性脑梗的危险)。

2) 阿加曲班与肝素诱导的抗体间没有相互作用。

3) 以下情况慎用:①有出血可能的患者,正在使用抗凝血药、抑制血小板聚集作用的药物、血栓溶解剂或有降低纤维蛋白原作用的酶制剂的患者,以及有严重肝功能障碍的患者慎用。②使用时应严格进行血液凝固功能检查等出凝血管理。缺血性脑梗患者发现出血时,应立即停止给药。③有严重肝功能障碍的患者(本品的血药浓度有升高的风险)。

4) 对小儿的安全性尚未确立。

5) 孕妇或有可能妊娠的妇女最好不使用本品。

6) 老年人需注意减量。

7) 在用药后 24 h 之内,22.8% 以药物原型、1.7% 以代谢物的形式从尿中排出;另外,12.4% 以药物原型、13.1% 以代谢物的形式从粪便中排出。药物从血液中的消失亦很迅速,其半衰期分别为 15 min(α 相)、30 min(β 相)。

8) 血液透析能小部分清除本品。肾功能不全通常不需要减少剂量。

9) 参与氧化代谢的主要药物代谢酶是 CYP3A4。

不良反应 ▶ 出血性脑梗,出血性疾病,肝功能异常,血压异常,血小板减少,肌酐升高,皮疹等。

相互作用 ▶ 与以下药物联用有加剧出血倾向的风险：抗凝血剂（肝素、华法林等）、抑制血小板凝聚作用药物（阿司匹林、奥扎格雷钠、盐酸噻氯匹定、硫酸氯吡格雷、西洛他唑、双嘧达莫等）、溶栓剂（重组人组织型纤溶酶原激活剂、尿激酶等）、具有降低纤维蛋白原作用的酶制剂（如巴曲酶）等。

规格 ▶ 阿加曲班注射液：20 ml（10 mg）/支。

◈ 61. 磺达肝癸

药理作用 ▶ 本品是一种人工合成的、活化因子 X 选择性抑制剂。其抗血栓活性是抗凝血酶Ⅲ（ATⅢ）介导的对 X a 因子选择性抑制的结果。通过选择性结合于 ATⅢ，本品增强（大约 300 倍）ATⅢ对 X a 因子原来的中和活性。而对因子 X a 的中和作用打断了凝血级联反应，并抑制凝血酶形成和血栓增大。本品不能灭活凝血酶（活化因子Ⅱ），并对血小板没有作用。本品不会与来自肝素诱导血小板减少症患者的血浆发生交叉反应。

适应证 ▶

1）用于进行下肢重大骨科手术如髋关节骨折、重大膝关节手术或者髋关节置换术等患者，预防静脉血栓栓塞事件的发生。

2）用于无指征进行紧急（＜120 min）侵入性治疗（PCI）的不稳定性心绞痛或非 ST 段抬高心肌梗死（UA/NSTEMI）患者的治疗。

3）用于使用溶栓或初始不接受其他形式再灌注治疗

的 ST 段抬高心肌梗死患者的治疗。

用法用量 ▶

1）重大骨科手术的患者、不稳定性心绞痛/非 ST 段抬高心肌梗死（UA/NSTEMI）的治疗，ST 段抬高心肌梗死的治疗（STEMI）：磺达肝癸钠的推荐剂量为 2.5 mg，1 次/d，皮下注射。

2）肌酐清除率为 20～50 ml/min 的患者中，给药剂量应减少至 1.5 mg，1 次/d。轻度肾功能损害（肌酐清除率＞50 ml/min）患者不需要减少给药剂量。

注意事项 ▶

1）禁用：具有临床意义的活动性出血；急性细菌性心内膜炎；肌酐清除率＜20 ml/min 的严重肾脏损害患者。

2）不能肌内注射。

3）严重肝功能受损者使用磺达肝癸钠不需要进行剂量调整。然而，由于严重肝功能受损的患者存在凝血因子的缺乏而使出血风险增加，因此凝血酶原时间异常升高的患者应谨慎使用磺达肝癸钠。

4）不与来自 II 型肝素诱导血小板减少症（HIT）患者的血清发生交叉反应。有 HIT 病史的患者应慎用磺达肝癸钠。尚未确立磺达肝癸钠和 HIT 发生之间的因果关系。

5）孕妇使用磺达肝癸钠的临床数据有限。只有当用药的获益大于风险时，本品才可用于孕妇。

6）磺达肝癸钠 64%～77% 被肾脏以原形药物排泄。

不良反应 ▶ 贫血、出血、紫癜、水肿、发热等。

规格 ▶ 磺达肝癸钠注射液：0.5 ml（2.5 mg）/支。

◈ 62. 华法林

药理作用 ▶ 本品为双香豆素类中效抗凝剂。通过竞争性对抗维生素 K 的作用,抑制肝细胞中凝血因子的合成,降低凝血酶诱导的血小板聚集反应的作用发挥抗凝和抗血小板聚集功能。

适应证 ▶ 预防及治疗深静脉血栓及肺栓塞;预防心肌梗死后血栓栓塞并发症(卒中或体循环栓塞);预防房颤、心瓣膜疾病或人工瓣膜置换术后引起的血栓栓塞并发症(卒中或体循环栓塞)。

用法用量 ▶

1) 本品需个体化给药。成人常用量:口服,第 1～3 d, 3～4 mg/d(年老体弱及糖尿病患者半量即可),3 d 后可给维持量 2.5～5 mg/d,可参考凝血时间调整剂量使凝血酶国际标准化比值(INR)达 2～3。

2) 漏服华法林钠片,患者应该在同一天尽快服用该剂量,而不应该在第二天剂量加倍来弥补漏服的剂量。

3) 因本品起效缓慢,治疗初 3 d 由于血浆抗凝蛋白细胞被抑制,可以存在短暂高凝状态,如需立即产生抗凝作用,可在开始同时应用肝素,待本品充分发挥抗凝效果后再停用肝素。肝素转换为华法林钠片抗凝,应持续给予全剂量肝素治疗,并联合使用华法林钠片 4～5 d,直到通过 INR 检测确定华法林钠片产生了预期的治疗效果时,才可以停用肝素。

注意事项 ▶

1）禁用：肝肾功能损害、严重高血压、凝血功能障碍伴有出血倾向、活动性溃疡、外伤、先兆流产、近期手术者等。

2）妊娠期禁用。

3）严格掌握适应证，在无凝血酶原测定的条件时，切不可滥用本品。

4）个体差异较大，治疗期间应严密观察病情，并依据凝血酶原时间及 INR 值调整用量。

5）若发生轻度出血，或凝血酶原时间已显著延长至正常的 2.5 倍以上，应即减量或停药。严重出血可静注维生素 K_1 10～20 mg，用以控制出血，必要时可输全血、血浆或凝血酶原复合物。

不良反应 ▶ 出血。出血可发生在任何部位，特别是泌尿和消化道。肠壁血肿可致亚急性肠梗阻，也可见硬膜下颅内血肿和穿刺部位血肿等。

相互作用 ▶ 本品药物相互作用较多。

1）抗凝血剂、抗血小板药物、非甾体类抗炎药物、5-羟色胺再摄取抑制剂与华法林钠片同时使用时，会增加出血风险，要密切监测。

2）CYP2C9、CYP1A2 和/或 CYP3A4 的抑制剂有可能通过增加华法林的暴露量来增强华法林的活性（INR 增加）；诱导剂可以通过减少华法林的暴露量来降低华法林的活性（INR 降低）。

3）在使用华法林的患者开始或停止使用任何抗生素或抗真菌药物时，应密切监测 INR。

规格 ▶ 华法林钠片：2.5 mg/片。

◈ 63. 阿替普酶

药理作用 ▶ 本品是一种糖蛋白，与纤维蛋白结合后被激活，通过诱导纤溶酶原转化为纤溶酶，导致纤维蛋白降解，血块溶解。

适应证 ▶ 急性心肌梗死，血流不稳定的急性大面积肺栓塞，急性缺血性脑卒中（必须预先排除颅内出血之后，在急性缺血性脑卒中症状发生后的 3 h 内进行治疗）。

用法用量 ▶ 症状发生后尽早给药。

1）急性心肌梗死

症状出现 6 h 以内的患者：采取 90 min 加速给药法。①体重≥65 kg 的患者：15 mg 静脉推注，之后立即在随后 30 min 持续静脉滴注 50 mg，随后在 60 min 内给予 35 mg 持续静脉滴注，至最大剂量达 100 mg；②体重＜65 kg，15 mg 静脉推注，之后立即按 0.75 mg/kg 体重的剂量持续静脉滴注 30 min（最大剂量 50 mg），剩余的按 0.5 mg/kg 体重的剂量持续静脉滴注 60 min（最大剂量 35 mg）。

症状出现 6～12 h 以内能够开始治疗的患者：采取 3 h 给药法。①体重≥65 kg 的患者，10 mg 静脉推注，之后立即在随后 1 h 持续静脉滴注 50 mg，随后在 2 h 内给予 40 mg 持续静脉滴注，至最大剂量达 100 mg；②体重＜65 kg，10 mg 静脉推注，之后立即在其后 3 h 持续静脉滴注，最大总剂量为 1.5 mg/kg。

2）急性大面积肺栓塞：①体重≥65 kg 的患者，

100 mg,2 h 持续静脉滴注。推荐 10 mg 在 1～2 min 内静脉推注,90 mg 在随后 2 h 持续静脉滴注完;②体重＜65 kg,10 mg 在 1～2 min 内静脉推注,随后持续静脉滴注,总剂量达到 1.5 mg/kg 体重。

3) 急性缺血性脑卒中:必须由神经科医师进行治疗。症状出现的 4.5 h 内要尽早开始治疗。推荐总剂量为 0.9 mg/kg(最大剂量为 90 mg),总剂量的 10% 作为初始静脉推注剂量,随后立即静脉输注剩余剂量,持续 60 min。

注意事项 ▶

1) 有高危出血倾向者禁用:如出血体质,口服抗凝治疗;已知有颅内出血史或疑有颅内出血;疑有蛛网膜下腔出血或处于因动脉瘤而导致蛛网膜下腔出血状态;有中枢神经系统病变史或创伤史,最近(10 d 内)曾进行有创的心外按压、分娩或非压力性血管穿刺(如锁骨下或颈静脉穿刺);严重未得到控制的动脉高血压;细菌性心内膜炎或心包炎;急性胰腺炎;最近 3 个月有胃肠溃疡史、食管静脉曲张;动脉瘤或动脉/静脉畸形史;出血倾向的肿瘤;严重的肝病、包括肝功能衰竭、肝硬化、门静脉高压(食管静脉曲张)及活动性肝炎;最近 3 个月内有严重的创伤或大手术。

2) 治疗急性心肌梗死、急性大面积肺栓塞时的补充禁忌证:卒中病史;过去 6 个月中有缺血性脑卒中或短暂性脑缺血发作(TIA)的病史,4.5 h 内发生的缺血性脑卒中除外。

3) 治疗急性缺血性脑卒中时的补充禁忌证:缺血性脑卒中症状发作已超过 4.5 h 尚未开始静脉滴注治疗或

无法确知症状发作时间;开始治疗前神经功能缺陷轻微或症状迅速改善;经临床(NIHSS>25)和/或影像学检查评定为严重脑卒中;脑卒中发作时伴随癫痫发作;CT 扫描显示有颅内出血迹象;尽管 CT 扫描未显示异常,仍怀疑蛛网膜下腔出血;48 h 内曾使用肝素且凝血活酶时间高于实验室正常值上限;有脑卒中史并伴有糖尿病;近 3 个月内有脑卒中病史;血小板计数<100×10⁹/L;收缩压>185 mmHg 或舒张压>110 mmHg,或需要强力(静脉内用药)治疗手段以控制血压在限定范围内;血糖<50 mg/dl 或>400 mg/dl。

4) 本品不能用于<18 岁及>80 岁的急性脑卒中患者治疗。

5) 在本品溶栓后的 24 h 内不得使用血小板聚集抑制剂治疗。

6) 如果有潜在的出血危险尤其是脑出血,则应停止溶栓治疗。因本品的半衰期短,4~5 min,对凝血系统影响轻微,所以一般不必给予凝血因子。

7) 应当在治疗过程中进行血压监测且需延长至 24 h。

不良反应 ▶ 出血、心绞痛、血压异常、肺水肿等。

相互作用 ▶ 在应用本品治疗前、治疗时或治疗后 24 h 内使用香豆素类衍生物、口服抗凝剂、血小板聚集抑制剂、普通肝素、低分子肝素和其他抑制凝血的药物可增加出血危险。同时使用血管紧张素转换酶(ACE)抑制剂可能增加过敏反应出现的风险。

规格 ▶ 注射用阿替普酶:20 mg/瓶,50 mg/瓶。

◈ 64. 利伐沙班

药理作用 ▶ 本品选择性地阻断 Ⅹa 因子的活性位点，且不需要辅因子（如抗凝血酶Ⅲ）以发挥活性。通过内源性及外源性途径活化 Ⅹ 因子为 Ⅹa 因子（FⅩa），在凝血级联反应中发挥重要作用。

适应证 ▶

1）用于择期髋关节或膝关节置换手术成年患者，以预防静脉血栓形成（VTE）。

2）用于治疗成人深静脉血栓形成（DVT）和肺栓塞（PE）；在完成至少 6 个月初始治疗后 DVT 和/或 PE 复发风险持续存在的患者中，用于降低 DVT 和/或 PE 复发的风险。

3）用于具有一种或多种危险因素（例如：充血性心力衰竭、高血压、年龄≥75 岁、糖尿病、卒中或短暂性脑缺血发作病史）的非瓣膜性房颤成年患者，以降低卒中和体循环栓塞的风险。

用法用量 ▶ 口服。10 mg 剂量时饮食无影响，15 mg 或 20 mg 片剂应与食物同服。

1）预防择期髋关节或膝关节置换手术成年患者的静脉血栓形成：10 mg，1 次/d。如伤口已止血，应在手术后 6～10 h 首次用药。接受髋关节大手术的患者推荐疗程为 35 d，膝关节大手术疗程为 12 d。

2）治疗 DVT 和 PE，降低 DVT 和 PE 复发的风险：详见下页表 4－1。

表 4-1 利伐沙班治疗 DVT 和 PE 的剂量

用药目的	时间段	给药方案	总日剂量
治疗和降低 DVT 和 PE 复发的风险	第 1 d～第 21 d	15 mg，2 次/d	30 mg
	从第 22 d 起	20 mg，1 次/d	20 mg
降低 DVT 和 PE 复发的风险	完成至少 6 个月 DVT 或 PE 治疗后	10 mg，1 次/d 或 20 mg，1 次/d	10 mg 或 20 mg

3）用于非瓣膜性房颤成年患者,降低卒中和体循环栓塞的风险:20 mg，1 次/d,是最大推荐剂量。可根据患者的情况,酌情使用 15 mg，1 次/d。

4）如果发生漏服,患者应立即服用利伐沙班(1 日剂量),次日依照推荐剂量继续给药。

5）因手术及其他干预治疗而停药:如果为了降低手术或其他干预过程的出血风险而必须停止抗凝治疗,则必须在干预前的至少 24 h 停止使用利伐沙班,以降低出血风险。

6）肾功能损害的患者

轻度肾功能损害(CrCl 为 50～80 ml/min)的患者:无须调整利伐沙班剂量。

中度(CrCl 为 30～49 ml/min)或重度肾功能损害(CrCl 为 15～29 ml/min)患者,推荐如下使用方案:对于择期髋关节或膝关节置换术的成年患者以预防静脉血栓形成时,中度肾功能损害(CrCl 为 30～49 ml/min)者无须调整剂量。避免在 CrCl<30 ml/min 的患者中使用利伐沙班。

用于治疗深静脉血栓（DVT）和肺栓塞（PE），降低 DVT 和 PE 复发的风险时：对于中度肾功能损害（CrCl 为 30～49 ml/min）患者，前三周患者应接受 15 mg、2 次/d。此后，当推荐剂量为 20 mg、1 次/d 时，如果评估得出患者的出血风险超过 DVT 及 PE 复发的风险，必须考虑将剂量从 20 mg、1 次/d，降为 15 mg、1 次/d。当推荐剂量为 10 mg、1 次/d 时，不需要调整推荐剂量。在 CrCl＜30 ml/min 的患者中应避免使用利伐沙班。

用于非瓣膜性房颤成年患者以降低卒中和体循环栓塞风险时：推荐剂量为 15 mg，1 次/d。CrCl＜15 ml/min 的患者避免使用利伐沙班。

注意事项 ▶

1）禁用于以下情况：①有临床明显活动性出血的患者。②有大出血显著风险的病灶或病情，例如目前或近期患有胃肠道溃疡；存在出血风险较高的恶性肿瘤；近期发生脑部或脊椎损伤；近期接受脑部、脊椎或眼科手术；近期发生颅内出血；已知或疑似的食管静脉曲张，动静脉畸形，血管动脉瘤或重大脊椎内或脑内血管畸形的患者。③Child-Pugh B、C 级的肝硬化患者。

2）除了转换抗凝治疗，或给予维持中心静脉或动脉导管通畅所需剂量普通肝素（UFH）的特殊情况之外，禁止和其他抗凝剂联用，例如 UFH、低分子肝素（依诺肝素、达肝素等）、肝素衍生物（磺达肝癸钠等）、口服抗凝剂（华法林、阿哌沙班、达比加群等）。

3）通常，CrCl＜30 ml/min 的患者中避免使用利伐沙班（其中，非瓣膜性房颤成年患者以降低卒中和体循环栓塞风险时，CrCl＜15 ml/min 的患者避免使用利伐沙班）。

急性肾功能衰竭的患者必须停止治疗。

4）不推荐将利伐沙班用于18岁以下的儿童。

5）妊娠期妇女和哺乳期妇女禁用。

不良反应 ▶ 出血、贫血、恶心、ALT、AST升高等。

相互作用 ▶

1）利伐沙班与CYP3A4和P‑gp的强效抑制剂（酮康唑、伊曲康唑、伏立康唑和泊沙康唑，或HIV蛋白酶抑制剂）联用，出血风险升高，不建议联用。

2）与选择性5‑羟色胺再摄取抑制剂（SSRI）或5‑羟色胺‑去甲肾上腺素再摄取抑制剂（SNRI）合并用药时可能使患者的出血风险增加。

3）应避免与强效CYP3A4诱导剂同时使用。

4）联用依诺肝素（40 mg，单次给药）和利伐沙班（10 mg，单次给药），在抗Ⅹa因子活性上有相加作用，而对凝血试验（PT，aPTT）无任何相加作用。如果患者同时接受其他抗凝剂治疗，由于出血风险升高，应小心用药。

规格 ▶ 利伐沙班片：10 mg/片。

◈ 65. 阿哌沙班

药理作用 ▶ 本品是一种强效、口服有效的可逆、直接、高选择性的Ⅹa因子活性位点抑制剂，通过对Ⅹa因子的抑制，阿哌沙班抑制凝血酶的产生，并抑制血栓形成。其抗血栓活性不依赖抗凝血酶Ⅲ。

适应证 ▶ 用于髋关节或膝关节择期置换术的成年患

者,预防静脉血栓栓塞事件(VTE)。

用法用量 ▶ 推荐剂量为每次 2.5 mg,2 次/d。首次服药时间应在手术后 12~24 h。对于接受髋关节置换术的患者:推荐疗程为 32~38 d。对于接受膝关节置换术的患者:推荐疗程为 10~14 d。如果发生一次漏服,患者应立即服用本品,随后继续服药 2 次/d。

注意事项 ▶

1) 有临床明显活动性出血或伴有凝血异常和临床相关出血风险的肝病患者禁用。

2) 服用阿哌沙班的患者,要严密监测出血征象。如果发生严重出血应停用。

3) 肌酐清除率<15 ml/min 的患者或透析患者,不推荐服用。

4) 妊娠期间不推荐应用阿哌沙班。

5) 18 岁以下儿童慎用。

不良反应 ▶ 贫血,出血,瘀青及恶心等。

相互作用 ▶

1) 不推荐与 CYP3A4 或与 P‑gp 双强效抑制剂联用,包括吡咯类抗真菌药(如酮康唑、伊曲康唑、伏立康唑、泊沙康唑)和 HIV 蛋白酶抑制剂(如利托那韦),会使阿哌沙班血药浓度增加。

2) 与利福平、苯妥英钠、苯巴比妥或贯叶连翘等合用时,应谨慎,但无须调整剂量。

规格 ▶ 阿哌沙班片:2.5 mg/片。

◆ **66. 达比加群酯**

药理作用 ▶ 达比加群酯是强效、竞争性、可逆性、直接凝血酶抑制剂，可预防血栓形成，其活性基团还可抑制游离凝血酶、与血块结合的凝血酶和凝血酶诱导的血小板聚集。

适应证 ▶ 预防存在以下一个或多个危险因素的成人非瓣膜性房颤患者的卒中和全身性栓塞（SEE）：①先前曾有卒中、短暂性脑缺血发作或全身性栓塞；②左心室射血分数＜40%；③伴有症状的心力衰竭，纽约心脏病协会（NYHA）心功能分级≥2级；④年龄≥75岁；⑤年龄≥65岁，且伴有以下任一疾病：糖尿病、冠心病或高血压。

用法用量 ▶ 应用水整粒吞服，餐时或餐后服用均可。

1）成人的推荐剂量为口服 300 mg/d，即 1 粒（150 mg）/次，2 次/d。

2）对于下列患者，本品的推荐剂量为口服 220 mg/d，即 1 粒（110 mg）/次，2 次/d：年龄＞80 岁，中度肾功能受损的患者（肌酐清除率为 30～50 ml/min），同时接受维拉帕米治疗的患者，胃炎、食管炎或胃食管反流的患者。

注意事项 ▶

1）禁用于：①重度肾功能损害（CrCl＜30 ml/min）患者；②临床上显著的活动性出血患者；③有预期会影响存活时间的肝功能损害或肝病的患者；④需要抗凝治疗的人工心脏瓣膜的患者。

2）禁用于：有大出血显著风险的病变或状况，如：当前或近期消化道溃疡；高出血风险的恶性赘生物；近期脑或脊髓损伤；近期脑、脊髓或眼部手术；近期颅内出血；已知或可疑的食道静脉曲张；动静脉畸形；血管动脉瘤或主要脊柱内或脑内血管异常的患者。

3）除非确实必需，否则妊娠期女性不应接受本品治疗。

4）本品不能用于 18 岁以下患者。

不良反应 ▶ 出血、心绞痛、低血压、心力衰竭、肺水肿等。

相互作用 ▶

1）禁忌联合应用任何其他抗凝药物，如普通肝素（UFH），低分子肝素（依诺肝素、达肝素等），肝素衍生物（磺达肝癸钠等），口服抗凝药（华法林、利伐沙班、阿哌沙班等），除非再由该种治疗转换至本品或反之，以及 UFH 用于维持中心静脉或动脉置管通畅的必要剂量的这些情况下。

2）与强效 P‐gp 抑制剂联合使用会导致达比加群酯血药浓度升高。禁止联用环孢素、全身用酮康唑、伊曲康唑和决奈达隆。不推荐与他克莫司联合使用。与其他强效 P‐gp 抑制剂（如胺碘酮、奎尼丁、维拉帕米和替格瑞洛）联合使用时应谨慎。

3）与 P‐gp 诱导物［如：利福平、贯叶连翘（金丝桃）、卡马西平或苯妥英钠等］联合使用会降低达比加群酯血药浓度，因此应该避免联合使用。

4）蛋白酶抑制剂（包括利托那韦及其与其他蛋白酶抑制剂的复方制剂），不建议与达比加群酯联合使用。

规格 ▶ 达比加群酯胶囊:110 mg/粒,150 mg/粒。

◈ 67. 比伐芦定

药理作用 ▶ 比伐芦定是凝血酶的直接抑制剂,与游离及血栓上凝血酶的催化位点和阴离子外结合位点特异结合起抑制作用。

适应证 ▶

1) 经皮腔内冠状动脉成形术(PTCA):用于接受经皮腔内冠状动脉成形术(PTCA)的不稳定型心绞痛患者。

2) 经皮冠状动脉介入术(PCI):与临时使用的血小板糖蛋白Ⅰb/Ⅲa受体拮抗剂(GPI,包括替罗非班和依替巴肽)合用,用于进行经皮冠状动脉介入疗(PCI)的患者。

3) 肝素诱导的血小板减少症/肝素诱导的血小板减少并血栓形成综合征(HIT/HITTS)患者,或存在上述风险的患者进行经皮冠状动脉介入治疗(PCI)。

4) 在上述适应证中,比伐芦定应与阿司匹林合用,而且仅在合用阿司匹林的患者中进行过研究。

5) 在不进行PTCA或PCI的急性冠脉综合征患者中,比伐芦定的安全性和疗效尚未建立。

用法用量 ▶ 建议比伐芦定与阿司匹林(300～325 mg/d)合用。

1) 推荐使用剂量

无HIT/HITTS的患者:进行PCI前静脉注射0.75 mg/kg,然后立即静脉输注1.75 mg/(kg·h)至手术结束；静脉注射 5 min 后，需监测活化凝血时间（ACT），如果需要，再静脉注射 0.3 mg/kg 剂量。若出现下列的情况，应考虑与血小板糖蛋白Ⅱb/Ⅲa 受体拮抗剂（GPI）合用：①TIMI 血流降低（0～2）或复流缓慢；②夹层伴有血流减慢；③新形成的或可疑血栓；④持续存在的残余狭窄；远端栓塞；⑤计划外置入支架，置入的支架不理想，侧支血管闭塞，急性血管闭塞，临床情况不稳定；⑥长时间心肌缺血。

有 HIT/HITTS 的患者：对有 HIT/HITTS 的患者行 PCI 时，先静脉注射 0.75 mg/kg，在进行 PCI 期间，以 1.75 mg/(kg·h)的速度继续静脉输注本品。

2）PCI/PTCA 术后用药：PCI/PTCA 术后，根据医生判断，可以 1.75 mg/(kg·h)的速度继续静脉输注本品，最长给药时间 4 h。STEMI 患者，应在 PCI/PTCA 术后以 1.75 mg/(kg·h)的速度继续静脉输注本品 4 h，以降低支架内血栓形成的风险。4 h 后，如果需要，再以 0.2 mg/(kg·h)的速度静脉输注本品，最长给药时间 20 h。

3）肾功能损伤患者：对于肾功能损伤患者需要减少剂量，同时监测患者抗凝状况，肾功能中度损伤患者（CrCl 为 30～59 ml/min）给药剂量为 1.75 mg/(kg·h)，如果 CrCl＜30 ml/min，要考虑将剂量减 1.0 mg/(kg·h)，如果是接受透析的患者，静脉滴注剂量要减为 0.25 mg/(kg·h)，静脉注射剂量不变。

注意事项 ▶

1）禁用于：①活动性出血者或存在出血性疾病导致出血风险增加，以及不可逆凝血功能障碍患者；②严重的未被控制的高血压；③亚急性细菌性心内膜炎；④严重肾损害(GFR<30 ml/min)以及依赖透析的患者(注:药品说明书有 CrCl<30 ml/min 及接受透析的患者的相关剂量)。

2)不能用于肌内注射。

3)如果出现出血或怀疑出血应停止给药。

4)怀孕期间,特别是在妊娠的最后 3 个月内,由于可能对新生儿有不利影响以及可能增加孕妇出血,只有在确实需要时,才可以联合应用比伐芦定和阿司匹林。

不良反应 ▶ 出血,超敏反应和变态反应,缺乏抗凝作用,在 PCI 期间血栓形成等。

规格 ▶ 注射用比伐芦定:0.25 g/瓶。

附录5 关于 P-gp 抑制剂及诱导剂小结

1)强效 P-gp 抑制剂:奎尼丁、维拉帕米。

2)中效 P-gp 抑制剂:酮康唑、伊曲康唑、红霉素、克拉霉素、泰利霉素、胺碘酮、决奈达隆、环孢素。

3)P-gp 诱导剂:利福平、苯妥英钠、卡马西平、苯巴比妥或贯叶连翘。

◈ 68. 替格瑞洛

药理作用 ▶ 本品及其主要代谢物可逆地与血小板 $P2Y_{12}$ ADP 受体发生相互作用,阻止信号传导和血小板活化。本品及其活性代谢物的活性相当。本品还可通过抑制平衡型核苷转运体-1(ENT-1)增加局部内源性腺苷水平。

适应证 ▶ 替格瑞洛与阿司匹林合用,用于急性冠脉综合征(ACS)患者或有心肌梗死病史且伴有至少一种动脉粥样硬化血栓形成事件高危因素患者,降低心血管死亡、心肌梗死和卒中的发生率。

用法用量 ▶

1)与阿司匹林联合用药:在服用首剂负荷阿司匹林(300 mg)后,阿司匹林的维持剂量为 75～100 mg/次,1次/d。

2)急性冠脉综合征患者:替格瑞洛片起始剂量为单次负荷量 180 mg(90 mg × 2 片),维持剂量为 1 片(90 mg)/次,2 次/d,推荐维持治疗 12 个月。

3)有心肌梗死病史的患者:有心肌梗死病史至少 1年且伴有至少一种动脉粥样硬化血栓形成事件高危因素患者,长期治疗时,推荐给药剂量为 60 mg, 2 次/d。对于伴有动脉粥样硬化血栓形成事件高风险的 ACS 患者,在用替格瑞洛片 90 mg 或其他二磷酸腺苷(ADP)受体抑制剂治疗 1 年后,可立即开始给予替格瑞洛片 60 mg, 2 次/d 持续治疗。也可在心肌梗死后 2 年或停用之前服用的ADP 受体抑制剂后 1 年内开始用替格瑞洛片治疗。

4)漏服了一剂,不需补服,应在预定的下次服药时间服用一片。

5)将其他抗血小板药物更换为替格瑞洛时,应在其他抗血小板药物最后一次给药后 24 h 给予首剂替格瑞洛。

注意事项 ▶

1)禁用于:①活动性病理性出血(如消化性溃疡或颅

内出血)的患者;②有颅内出血病史者;③重度肝功能损害患者。

2)对于实施择期手术的患者,如果抗血小板药物治疗不是必需的,应在术前7 d停止使用替格瑞洛。

3)不建议尿酸性肾病患者使用替格瑞洛。

4)孕妇只有在潜在获益大于对胎儿风险时才能使用。

不良反应 ▶ 出血、呼吸困难、高尿酸血症、晕厥、头痛、低血压、血肌酐升高等。

相互作用▶

1)避免替格瑞洛与CYP3A强效抑制剂(酮康唑、伊曲康唑、伏立康唑、克拉霉素、奈法唑酮、利托那韦、沙奎那韦、奈非那韦、茚地那韦、阿扎那韦和泰利霉素等)联合使用。

2)与强效CYP3A诱导剂(如苯妥英钠、卡马西平、苯巴比妥、利福平)合并用药可能会降低替格瑞洛的暴露量与疗效。

3)与环孢素、维拉帕米、奎尼丁联用,可增加替格瑞洛的暴露量,用药时应谨慎。

4)由于观察到无症状的室性间歇和心动过缓,替格瑞洛与已知可诱导心动过缓的药物联合用药时,应谨慎用药。

5)选择性5-羟色胺再摄取抑制剂(SSRI)应慎与替格瑞洛合用,合用可能会增加出血风险。

规格 ▶ 替格瑞洛片:90 mg/片。

◈ **69. 吲哚布芬**

药理作用 ▶ 本品为一种血小板聚集的抑制剂。主要是通过以下机制发挥抗血小板聚集作用。①可逆性抑制血小板环氧化酶,使血栓素 B_2(血小板聚集的强效激活剂)生成减少;②抑制二磷酸腺苷(ADP)、肾上腺素和血小板活化因子(PAF)、胶原和花生四烯酸诱导的血小板聚集;③降低血小板三磷酸腺苷、血清素、血小板因子 3、血小板因子 4 和 β 凝血球蛋白的水平,降低血小板黏附性。

适应证 ▶ 动脉硬化引起的缺血性心血管病变、缺血性脑血管病变、静脉血栓形成。也可用于血液透析时预防血栓形成。

用法用量 ▶ 饭后口服,2 次/d,100~200 mg/次。65 岁以上老年患者及肾功能不全患者以 100~200 mg/d 为宜。

注意事项 ▶

1)先天或后天性出血疾病患者禁用。

2)孕妇及哺乳期妇女禁用。

3)有胃肠道活动性病变者慎用。

不良反应 ▶ 消化不良、腹痛、便秘、恶心、呕吐、头痛、头晕、皮肤过敏反应、齿龈出血及鼻衄等;少数病例可出现胃溃疡、胃肠道出血及血尿等。

相互作用 ▶ 与其他抗凝血药或阿司匹林等同时服用,可增加出血风险。

规格 ▶ 吲哚布芬片:0.2 g/片。

◈ **70. 氯吡格雷**

药理作用 ▶ 本品是一种血小板聚集抑制剂,通过选择性地抑制二磷酸腺苷(ADP)与血小板受体的结合及继发的 ADP 介导的糖蛋白 GPⅡb/Ⅲa 复合物的活化,抑制血小板聚集。

适应证 ▶ 氯吡格雷用于以下患者的动脉粥样硬化血栓形成事件的二级预防。

1)近期心肌梗死患者(从几天到<35 d);以及近期缺血性卒中患者(从 7 d 到<6 个月);或确诊外周动脉性疾病的患者。

2)急性冠脉综合征的患者:①非 ST 段抬高型急性冠脉综合征(包括不稳定型心绞痛或非 Q 波心肌梗死),包括经皮冠状动脉介入术(PCI)后置入支架的患者,与阿司匹林合用。②用于 ST 段抬高型急性冠脉综合征患者,与阿司匹林联合,可合并在溶栓治疗中使用。

用法用量 ▶ 口服;75 mg/次,1 次/d。

1)非 ST 段抬高型急性冠脉综合征(不稳定型心绞痛或非 Q 波心肌梗死)患者:单次负荷量 300 mg 开始,然后以 75 mg 1 次/d 连续服药。联用阿司匹林,阿司匹林的每日维持剂量不应超过 100 mg。

2)ST 段抬高型急性心肌梗死:以负荷量氯吡格雷开始,然后 75 mg,1 次/d,合用阿司匹林,可合用或不合用溶栓剂。年龄超过 75 岁,不使用负荷剂量。在症状出现后应尽早联合治疗,至少用药 4 周。

3)近期心肌梗死患者(<35 d),近期缺血性卒中患者(从 7 d 到<6 个月)或确诊外周动脉性疾病的患者:推荐剂量为 75 mg/d。

4)12 h 之内漏服:立即补服一次标准剂量,常规服药时间服用下一次剂量;12 h 之后漏服:下次常规服药时间服用标准剂量,无须剂量加倍。

注意事项 ▶

1)活动性病理性出血和严重的肝脏损害禁用。

2)择期手术的患者中,如抗血小板治疗并非必需,则应在术前 7 d 停用氯吡格雷。

3)急性缺血性卒中发作后 7 d 内不推荐使用氯吡格雷。

4)孕期妇女避免使用本品。

不良反应 ▶ 出血、皮疹、胃肠道反应、血液和淋巴系统异常、肝功能异常等。

相互作用 ▶ 本品药物的相互作用较多。

1)与出血风险相关的药物(如阿司匹林、肝素、非甾体抗炎药等)合用时,出血风险会增加。

2)不推荐联合使用强效或中度 CYP2C19 抑制剂(例如奥美拉唑、氟伏沙明、伏立康唑等),可导致氯吡格雷活性代谢物水平的降低。

3)与主要通过 CYP2C8 代谢清除的药物(例如瑞格列奈、紫杉醇)联用,会导致这些药物血药浓度增加,应谨慎联合。

规格 ▶ 硫酸氢氯吡格雷片:75 mg/片,25 mg/片。

附录6 常用抗凝药代谢特性及肝、肾功能不全时的用药建议(见表4-2)

表4-2 常用抗凝药代谢特性及肝、肾功能不全时的用药建议

药物	代谢特性	肝功能不全	肾功能不全(肌酐清除率,CrCl)
肝素钠注射液	主要在网状内皮系统代谢,肾脏内排泄,其中少量以原形排出。慢性肝肾功能不全及过度肥胖者,代谢排泄延迟,有蓄积可能	肝硬化患者不建议,严重肝功能不全禁用	有蓄积可能,需监测。对于严重肾功能衰竭患者,不建议使用低分子肝素,建议使用本品
那屈肝素钙注射液	主要通过肾脏以少量代谢的形式或原形清除	在肝功能不全的患者中,应谨慎使用。肝硬化的患者中根据监测的抗Xa因子水平进行剂量调整是不可靠的,因此不推荐	中度及轻度肾损伤注意监测。CrCl:30~50 ml/min,剂量应减少25%~33%。CrCl<30 ml/min时禁用
依诺肝素钠注射液	依诺肝素主要是经肝脏代谢,其代谢产物经肾脏通过肾胆汁途径(不饱和机制)以及胆汁途径清除	肝功能不全应严密监测,小心使用	中、轻度肾损伤注意监测。CrCl<30 ml/min需调整使用药物剂量,推荐剂量:预防,2 000 AxaU,1次/d;治疗,100 AxaU,1次/d。CrCl<15ml/min禁用

（续 表）

药物	代谢特性	肝功能不全	肾功能不全（肌酐清除率，CrCl）
阿加曲班	参与氧化代谢的主要药物代谢酶为 CYP3A4。排泄至尿中的药物原型及代谢物分别为 22.8% 和 1.7%，排泄至粪便中的分别为 12.4% 和 13.1%	有严重肝功能障碍的患者慎用（本品的血药浓度有升高的危险）	不需要调整剂量
利伐沙班	约有 2/3 通过代谢降解，然后其中一半通过肾脏排出，另外一半通过粪便途径排出。其余 1/3 用药物剂量以活性药物原型的形式直接排泄，主要通过肾脏在尿液中排泄，也通过肾脏主动分泌的方式	伴有凝血异常和临床相关出血风险的肝病患者，包括达到 Child-Pugh B 和 C 级的肝硬化患者禁用	①预防量：CrCl>30 ml/min，无须调整利伐沙班剂量；<30 ml/min 的患者避免使用。②治疗深静脉血栓形成（DVT）和肺栓塞（PE）：CrCl<30 ml/min 的患者应避免使用。③非瓣膜性房颤成年患者：降低卒中体循环栓塞风险；CrCl<15 ml/min，避免使用；CrCl 为 15～29 ml/min，慎用
华法林钠片	由肝脏代谢，代谢产物由肾脏排泄	严重肝功能不全及肝硬化禁用	肾功能不全原则上禁忌

（续 表）

药物	代谢特性	肝功能不全	肾功能不全(肌酐清除率,CrCl)
阿哌沙班片	肝代谢,绝大多数在粪便排出,肾脏的排泄量约占总清除率的27%	重度肝损害患者禁用;伴有凝血异常和临床相关出血风险的肝病患者禁用;轻中度肝损害患者无须调整剂量;ALT/AST>2×ULN或总胆红素升高≥1.5×ULN的患者缺乏数据,谨慎使用	轻中度肾损害患者无须调整剂量,CrCl 15~29 ml/min谨慎使用;CrCl<15 ml/min缺乏数据,不推荐使用
阿替普酶	肝代谢,清除迅速,半衰期5 min	严重的肝病禁用,包括肝功能衰竭,肝硬变,门静脉高压(食管静脉曲张)及活动性肝炎	未见详细要求,该药经肝迅速代谢,理论上不需调整剂量
达比加群酯	主要以原形经由尿液清除	不推荐用于肝酶升高>2 ULN(正常值上限)的患者。有预期会影响存活时间的肝功能损害或活动性肝病的患者禁用	CrCl<30 ml/min禁用

（续 表）

药物	代谢特性	肝功能不全	肾功能不全（肌酐清除率·CrCl）
比伐芦定	通过肾脏和蛋白酶降解药种途径排除	不需要调整剂量	禁用于严重肾损害（GFR<30 ml/min）以及依赖透析的患者。肾功能中度损伤患者 CrCl(30～59 ml/min)给药剂量为 1.75 mg/(kg·h)，如果 CrCl<30 ml/min，要考虑将剂量减为 1.0 mg/(kg·h)，如果是接受透析的患者，静脉滴注剂量要减少为 0.25 mg/(kg·h)
磺达肝癸钠	本品 64%～77%被肾脏以原形药物排泄	不需要调整药物剂量，严重肝功能损害的患者，因存在凝血因子的缺乏所使出血风险增加，因此凝血酶原时间异常升高的患者应慎用	CrCl<20 ml/min 的严重肾脏损害者禁用；CrCl 为 20～50 ml/min，剂量应减至 1.5 mg，1 次/d；CrCl>50 ml/min 不需要减量

附录7 常用抗血小板药药代谢特性及肝、肾功能不全时的用药建议（见表4-3）

表4-3 常用抗血小板药药代谢特性及肝、肾功能不全时的用药建议

药物	代谢特性	肝功能不全	肾功能不全（肌酐清除率，CrCl）
替格瑞洛片	主要通过肝脏代谢消除。活性代谢产物的主要消除途径为经胆汁分泌	禁用于重度肝损害患者。在中度肝功能损害，不推荐进行剂量调整。但用药应谨慎。轻度肝功能损害的患者无须调整剂量	无须调整剂量。透析患者不推荐应用本品
吲哚布芬片	75%的药物以葡萄糖醛酸结合物形式随尿排泄，部分以原形形式排出	中重度肝损伤慎用	减量使用。常用量2次/d.100～200mg/次；65岁以上老年患者及肾功能不全患者以100～200mg/d为宜
阿司匹林	主要经肝脏代谢，代谢物水杨酸及其代谢产物主要从肾脏排泄	严重肝功能衰竭禁用	严重肾功能衰竭禁用
氯吡格雷片（波立维）	主要由肝脏代谢，50%由尿液排出，约46%由粪便排出	严重肝损害禁用。可能有出血倾向的中度肝脏疾病患者，慎用	肾功能损害患者应用氯吡格雷的经验有限，所以，这些患者应慎用氯吡格雷

❀ 参考文献 ❀

［1］Mirza R，Nieuwlaat R，López-Núñez JJ，et al. Comparing low-molecular-weight heparin dosing for treatment of venous thromboembolism in patients with obesity（RIETE registry）［J］. Blood Adv，2020,4（11）：2460－2467. doi：10. 1182/bloodadvances. 2019001373. PMID：32497167；PMCID：PMC7284082.

［2］Witt DM，Nieuwlaat R，Clark NP，et al. American Society of Hematology 2018 guidelines for management of venous thromboembolism：optimal management of anticoagulation therapy［J］. Blood Adv，2018,2（22）：3257－3291. doi：10. 1182/bloodadvances. 2018024893. PMID：30482765；PMCID：PMC6258922.

［3］李俊. 临床药理学［M］. 6 版. 北京：人民卫生出版社,2018.

［4］杨宝峰,陈建国. 药理学［M］. 9 版. 北京：人民卫生出版社,2018.

五、止血及升血小板用药

◈ 71. 鱼精蛋白

药理作用 ▶ 本品与肝素结合,形成稳定的复合物。这种直接拮抗作用使肝素失去抗凝活性。

适应证 ▶ 抗肝素药。用于因注射肝素过量所引起的出血。

用法用量 ▶

1)静注:抗肝素过量,用量与最后 1 次肝素使用量相当(1 mg 硫酸鱼精蛋白可中和 100 U 肝素)。每次不超过 5 ml(50 mg)。缓慢静注。一般以 0.5 ml/min 的速度静注,在 10 min 内注入量以不超过 50 mg 为宜。

2)由于本品自身具有抗凝作用,因此 2 h 内(即本品作用有效持续时间内)不宜超过 100 mg。除非另有确凿依据,否则不得加大剂量。

注意事项 ▶

1)禁与碱性物质接触。注射器具不能带有碱性。

2)有鱼类过敏史的患者可能对鱼精蛋白发生超敏反应。

3）已有硫酸鱼精蛋白给药后致死性过敏反应和过敏性反应的报告，只能在配备复苏设备的条件下使用。

4）本品也是一种弱抗凝剂，可抑制凝血酶形成及其功能，过量可引起再度出血及其他不良反应。

5）注射后 $0.5 \sim 1\,\mathrm{min}$ 即能发挥止血效能，作用持续约 $2\,\mathrm{h}$。$t_{1/2}$ 与用量相关，用量越大，$t_{1/2}$ 越长。

不良反应 ▶ 过敏性休克；恶心、呕吐、短暂的面部潮红伴温热感和疲倦；若静注过快，药物直接作用于心肌或周围血管扩张，导致血压下降、心动过缓、胸闷及呼吸困难等。

相互作用 ▶ 碱性药物可使其失去活性；硫酸鱼精蛋白已显示与特定抗生素不相容，包括几种头孢菌素和青霉素类抗生素。

规格 ▶ 硫酸鱼精蛋白蛋白注射液：$5\,\mathrm{ml}(50\,\mathrm{mg})$。

◈ 72. 人纤维蛋白原

药理作用 ▶ 在凝血过程中，纤维蛋白原经凝血酶酶解变成纤维蛋白，在纤维蛋白稳定因子（FXⅢ）作用下，形成坚实纤维蛋白，发挥有效的止血作用。

适应证 ▶

1）先天性纤维蛋白原减少或缺乏症。

2）获得性纤维蛋白原减少症：严重肝脏损伤；肝硬化；弥散性血管内凝血；产后大出血和因大手术、外伤或内出血等引起的纤维蛋白原缺乏而造成的凝血障碍等。

用法用量 ▶ 一般首次给药 $1 \sim 2\,\mathrm{g}$，如需要可遵医嘱继续给药。

用法:使用前先将本品及灭菌注射用水预温至 30～37℃,然后按瓶签标示量(25 ml)注入预温的灭菌注射用水,置 30～37℃水浴中,轻轻摇动使制品全部溶解(切忌剧烈振摇以免蛋白变性)。用带有滤网装置的输液器进行静脉滴注。滴注速度以 60 滴/min 左右为宜。

注意事项 ▶ 在治疗消耗性凝血疾病时,需注意只有在肝素的保护及抗凝血酶Ⅲ水平正常的前提下,凝血因子替代疗法才有效。

不良反应 ▶ 过敏反应和发热等。

相互作用 ▶ 不可与其他药物同时合用。

规格 ▶ 人纤维蛋白原注射液:0.5 g/瓶。

◈ 73. 人凝血酶原复合物

药理作用 ▶ 本品主要组成成分:凝血因子Ⅱ、凝血因子Ⅶ、凝血因子Ⅸ、凝血因子Ⅹ。维生素 K 缺乏和严重肝脏疾患均可造成这四种因子的缺乏。而上述任何一种因子的缺乏都可导致凝血障碍。输注本品能提高血液中凝血因子Ⅱ、凝血因子Ⅶ、凝血因子Ⅸ、凝血因子Ⅹ的浓度。

适应证 ▶ 本品主要用于治疗先天性和获得性凝血因子Ⅱ、Ⅶ、Ⅸ、Ⅹ缺乏症(单独或联合缺陷)。

1) 凝血因子Ⅱ、Ⅶ、Ⅸ、Ⅹ缺乏症,包括乙型血友病。

2) 抗凝剂过量、维生素 K 缺乏症。

3) 因肝脏疾病导致的凝血机制紊乱,肝脏疾病导致的出血患者需要纠正凝血功能障碍时。

4) 各种原因所致的凝血酶原时间延长而拟做外科手

术患者,但对凝血因子 V 缺乏者可能无效。

5)治疗已产生凝血因子 VIII 抑制物的甲型血友病患者的出血症状。

6)逆转香豆素类抗凝剂诱导的出血。

用法用量 ▶ 首剂一般按体重输注,10~20 U/kg,随后对于凝血因子 VII 缺乏者每隔 6~8 h,凝血因子 IX 缺乏者每隔 24 h,凝血因子 II 和凝血因子 X 缺乏者每隔 24~48 h,可减少或酌情减少剂量输注,一般历时 2~3 d。

注意事项 ▶

1)本品不得用于静脉外的注射途径。

2)须严格控制适应证,对本品过敏者禁用。

3)有肝素过敏史或有肝素诱导的血小板减少症的患者禁用。

4)若发现弥散性血管内凝血(DIC)或血栓临床症状和体征,要立即终止使用,并用肝素拮抗。

5)有血栓形成史患者接受外科手术时应权衡利弊,慎用本品。

不良反应 ▶ 快速滴注时可引起发热、潮红、头痛等。偶有报道因大量输注导致弥散性血管内凝血(DIC)、深静脉血栓(DVT)、肺栓塞(PE)等。

相互作用 ▶ 不可与其他药物合用。

规格 ▶ 人凝血酶原复合物:200 U/瓶。

◈ **74. 卡络磺钠**

药理作用 ▶ 本品能降低毛细血管的通透性,增进毛细血管断裂端的回缩作用,增加毛细血管对损伤的抵抗力,常用于毛细血管通透性增加而产生的多种出血。

用法用量 ▸ 静脉滴注,成人 60～80 mg/次。

不良反应 ▸ 个别患者出现恶心、眩晕及注射部位红、痛等。

规格 ▸ 卡络磺钠注射液:20 mg/支,60 mg/支,80 mg/支。

◈ **75. 维生素 K_1**

药理作用 ▸ 本品为维生素类药。维生素 K 是肝脏合成凝血因子 II、凝血因子 VII、凝血因子 IX、凝血因子 X 所必需的物质。维生素 K 缺乏可引起这些凝血因子合成障碍或异常,临床可见出血倾向和凝血酶原时间延长。

用法用量 ▸ 肌内或深部皮下注射,10 mg/次,1～2次/d,24 h 内总量不超过 40 mg。若静脉给药应缓慢注射,给药速度不超过 1 mg/min,给药后需冲管。

注意事项 ▸

1) 有肝功能损伤的患者,本品的疗效不明显,盲目加量可加重肝损伤。

2) 本品对肝素引起的出血倾向无效。外伤出血无必要使用本品。

3) 维生素 K_1 注射液静脉给药不良反应发生率较高,建议避免该途径给药。

4) 维生素 K_1 遇光快速分解,使用过程中应避光。

不良反应 ▸

1) 全身性损害:过敏性休克、过敏样反应、发热、寒战、晕厥等。

2）呼吸系统损害：呼吸困难、胸闷、呼吸急促、支气管痉挛、喉水肿、憋气、咳嗽、哮喘、憋喘、呼吸抑制等。

3）心血管系统损害：发绀、低血压、心悸、心动过速等。

相互作用 ▶ 本品与苯妥英钠混合 2 h 后可出现颗粒沉淀，与维生素 C、维生素 B_1 右旋糖酐混合易出现混浊。与双香豆素类口服抗凝剂合用，作用相互抵消。水杨酸类、磺胺、奎宁、奎尼丁等也影响维生素 K_1 的效果。

规格 ▶ 维生素 K_1 注射液：1 ml（10 mg）/支。

◈ 76. 重组人血小板生成素

药理作用 ▶ 血小板生成素是刺激巨核细胞生长及分化的内源性细胞因子，对巨核细胞生成的各阶段均有刺激作用，包括前体细胞的增殖和多倍体巨核细胞的发育及成熟，从而升高血小板数目。

适应证 ▶

1）本品适用于治疗实体瘤化疗后所致的血小板减少症，适用对象为血小板计数低于 $50 \times 10^9/L$ 且医生认为有必要升高血小板治疗的患者。

2）本品用于原发免疫性血小板减少症（ITP）的辅助治疗，适用对象为血小板计数低于 $20 \times 10^9/L$ 的糖皮质激素治疗无效（包括初始治疗无效或有效后复发而再度治疗无效）的未接受脾切除治疗的患者。

用法用量 ▶ 按体重 300 U/（kg·d），1 次/d，连续应用 14 d；用药过程中待血小板计数恢复至 $100 \times 10^9/L$ 以上,或血小板计数绝对值升高≥$50×10^9$/L时即应停用。

注意事项 ▶

1）禁用于：①严重心、脑血管疾病患者；②患有其他血液高凝状态疾病者，近期发生血栓病者；③合并严重感染者，宜控制感染后再使用本品。

2）应用本品时不应试图以血小板计数达到正常值为目的。

3）孕妇的用药安全性尚未确立，原则上不宜应用。

不良反应 ▶ 偶有发热、肌肉酸痛、头晕等。

规格 ▶ 重组人血小板生成素注射液：7 500 U/ml，15 000 U/ml。

◈ **77. 白细胞介素-11**

药理作用 ▶ 直接刺激造血干细胞和巨核祖细胞的增殖，诱导巨核细胞的成熟分化，增加体内血小板的生成，从而提高血小板计数，但血小板功能无明显改变。

适应证 ▶ 用于实体瘤、非髓系白血病化疗后Ⅲ、Ⅳ度血小板减少症的治疗；实体瘤及非髓性白血病患者，前一疗程化疗后发生Ⅲ、Ⅳ度血小板减少症（即血小板数≤$50×10^9$/L）者，下一疗程化疗前使用本品，以减少患者因血小板减少引起的出血和对血小板输注的依赖性。

用法用量 ▶ 推荐本品应用剂量为 25～50 μg/kg，1次/d。血小板计数恢复后应及时停药。

注意事项 ▶

1）血小板升至 $100×10^9$/L时应及时停药。

2）使用期间应注意毛细血管渗漏综合征的监测，如体重、水肿、浆膜腔积液等。

不良反应 ▶ 过敏反应，全身性水肿，头痛，发热及中性粒细胞减少性发热等。

规格 ▶ 注射用白细胞介素-11:3 mg(2 400 万 U)/瓶、1. 5 mg(1 200 万 U)/瓶、0. 75 mg(600 万 U)/瓶。

～∽〰 **参考文献** 〰∽～

[1] 李俊. 临床药理学[M]. 6 版. 北京:人民卫生出版社,2018.
[2] 杨宝峰,陈建国. 药理学[M]. 9 版. 北京:人民卫生出版社,2018.

六、麻醉镇静镇痛用药

◈ **78. 舒芬太尼**

药理作用 ▶ 本品激动 μ 阿片受体,是一种强效的阿片类镇痛药,有良好的血液动力学稳定性,可同时保证足够的心肌氧供应。

用法用量 ▶ 静脉内快速推注给药或静脉内输注给药。根据个体反应和临床情况的不同来调整使用剂量。

1)成人:当作为复合麻醉的一种镇痛成分应用时:按 0.1~5.0 μg/kg 作静脉内推注或者加入输液管中,在 2~10 min 内滴完。当临床表现显示镇痛效应减弱时可按 0.15~0.7 μg/kg 追加维持剂量。以枸橼酸舒芬太尼为主的全身麻醉中:舒芬太尼用药总量可为 8~30 μg/kg,当临床表现显示镇痛效应减弱时可按 0.35~1.4 μg/kg 追加维持剂量。

2)儿童:用于 2~12 岁儿童以枸橼酸舒芬太尼为主的全身麻醉中用药总量建议为 10~12 μg/kg。如果临床表现镇痛效应降低时,可给予额外的剂量 1~2 μg/kg。

注意事项 ▶

1）分娩期间，或实施剖宫产手术期间婴儿断脐前禁止用药。因舒芬太尼可以引起新生儿呼吸抑制。

2）舒芬太尼禁用于新生儿，以及妊娠期和哺乳期的妇女。

3）在使用舒芬太尼前 14 d 内用过单胺氧化酶抑制剂者、急性肝卟啉症患者、重症肌无力患者禁用。

4）患有呼吸抑制疾病的患者或因用其他药物而存在呼吸抑制者禁用。

5）低血容量症、低血压患者禁用。

6）通过剂量为 250～1 500 μg 舒芬太尼的静脉给药后观测血液和血清中舒芬太尼的浓度，其分布相的半衰期分别为 2.3～4.5 min 和 35～73 min。平均清除半衰期为 784 min，变化范围为 656～938 min。舒芬太尼的生物转化主要在肝和小肠内进行。在 24 h 内所给药物的 80% 被排泄，仅有 2% 以原形被排泄。有 92.5% 的舒芬太尼与血浆蛋白结合。

不良反应 ▶ 典型的阿片样症状，例如呼吸抑制、呼吸暂停、骨骼肌强直（胸肌强直）、肌阵挛、低血压、心动过缓、恶心、呕吐、眩晕、缩瞳和尿潴留等。其他有注射部位偶有瘙痒和疼痛等。

相互作用 ▶ 同时使用巴比妥制剂、阿片制剂、镇静剂、神经安定药、酒精、其他麻醉药或对中枢神经系统有抑制作用的药物，可能导致对呼吸和中枢神经系统抑制作用相加。CYP3A4 抑制剂，如红霉素、酮康唑、伊曲康唑和利托那韦会抑制舒芬太尼的代谢从而延长呼吸抑制作用。阿片类药物与影响 5 -羟色胺能神经递质系统的其他药物(例如米氮平、曲唑酮、曲马多)联合使用可导致 5 -羟色胺综合征。

规格 ▶ 舒芬太尼注射液:1 ml(50 μg)/支。

◈ 79. 瑞芬太尼

药理作用 ▶ 本品为芬太尼类 μ 阿片受体激动剂,镇痛作用及其副作用呈剂量依赖性。

用法用量 ▶ 用于呼吸机患者镇静时,视临床需要调整剂量及输注速度。

注意事项 ▶

1) 本品消除半衰期 6 min,远较芬太尼(消除半衰期 475 min)短。

2) 瑞芬太尼代谢不受血浆胆碱酯酶和抗胆碱酯酶药物的影响,不受肝、肾功能及年龄、体重、性别的影响,主要通过血浆和组织中非特异性酯酶水解代谢,大约 95% 的瑞芬太尼代谢后经尿排泄。本品长时间输注给药或反复注射用药其代谢速度无变化,体内无蓄积。

3) 本品能引起剂量依赖性低血压和心动过缓。

4) 肝肾功能严重受损的患者对瑞芬太尼呼吸抑制的敏感性增强。

5) 支气管哮喘患者禁用。

不良反应 ▶ 典型的不良反应有恶心、呕吐、呼吸抑制、心动过缓、低血压和肌肉强直等,上述不良反应在停药或降低输注速度后几分钟内即可消失。

相互作用 ▶ 本品与其他麻醉药有协同作用,与中枢神经系统抑制药物也有协同作用,合用时应慎重,并酌情减量。

规格 ▶ 瑞芬太尼注射液:1 mg/支。

◈ **80. 丙泊酚**

药理作用 ▶ 丙泊酚是一种起效迅速的短效全身麻醉药。

用法用量 ▶ 根据镇静深度的需要调整剂量。

注意事项 ▶

1)与新斯的明(有时用于治疗肠胀气)合用,有心动过缓或心搏骤停的风险。

2)过度肥胖者剂量常需加大(本品为脂溶性药物),故需特别注意心血管系统的不良反应。

3)孕妇禁用。

4)癫痫患者使用本品有可能会增加癫痫发作的风险。

5)丙泊酚不用于 1 个月以下小儿的全身麻醉及 16 岁以下儿童的镇静。

6)本品含脂肪 0.1 g/ml,个别病例需注意血脂。

7)本品首相具有迅速分布(半衰期 2~4 min)及迅速消除(半衰期 30~60 min)的特点。主要通过肝脏代谢,形成丙泊酚和相应的无活性的醌醇结合物,该结合物从尿中排泄。

不良反应 ▶ 常见高三酰甘油血症;可出现自主运动,

肌阵挛,轻微躁动,低血压,心动过缓,心动过速和潮热等。严重不良反应有横纹肌溶解、过敏反应、血栓和静脉炎等。

规格 ▶ 丙泊酚注射液:20 ml(0.2 g)/支。

◈ 81. 咪达唑仑

药理作用 ▶ 短效的苯二氮䓬类中枢神经系统抑制剂,是一种强效镇静剂。

用法用量 ▶ 使用时需要缓慢给药,并且剂量个体化。

注意事项 ▶

1)本品通常消除半衰期为 2 h,部分经肝代谢,部分经肾排泄,肝肾功能不全时,需考虑其半衰期延长问题。一般禁用于严重肝功能不全患者。

2)与洛匹那/利托那韦、酮康唑、伏立康唑、伊曲康唑联合使用,咪达唑仑血药浓度可升高 3 倍。

3)孕妇禁用。

4)通常,本品消除半衰期为 1.8～6.4 h(平均约为 3 h)。酒精性肝硬化患者中,咪达唑仑的平均半衰期延长 2.5 倍。急性肾功能衰竭与肾功能正常者对照,半衰期延长(7.6 h∶13 h)。慢性肾功能衰竭患者半衰期未改变。

不良反应 ▶ 咪达唑仑会抑制呼吸,且合用阿片激动剂和其他镇静剂会加重此抑制作用。其他还有:头痛(1.3%)、注射部位局部疼痛(3.7%)、打嗝(3.9%)、恶心(2.8%)、呕吐(2.6%)、咳嗽(1.3%)、过度镇静(1.6%)、头痛(1.5%)、嗜睡(1.2%)、注射部位局部触痛(5.6%)、注射时疼痛(5.0%)、发红(2.6%)、硬结(1.7%)、静脉炎(0.4%)等。

规格 ▶ 咪达唑仑注射液：1 ml(5 mg)/支。

◈ **82. 右美托咪定**

药理作用 ▶ 是一种相对选择性 α_2 肾上腺素受体(神经中枢)激动剂，具有镇静作用，可用于应用呼吸机患者的镇静。但大剂量(≥1 g/kg)静脉滴注，或快速注射时对 α_1 肾上腺素受体也有兴奋作用。

用法用量 ▶ 成人，通常配成 4 μg/ml 浓度，以 1 μg/kg 剂量缓慢滴注 10 min，随后以 0.2～0.7 μg/(kg·h)维持输注。

注意事项 ▶

1) 应用超过 24 h 后，不宜突然停药，以免出现血压急升、血中儿茶酚胺浓度升高等症状。

2) 本品可对心血管系统明显影响。

3) 本品快速分布相的分布半衰期($t_{1/2}$)大约为 6 min；终末清除半衰期($t_{1/2}$)大约为 2 h。肾功能损伤患者长期输注很可能造成代谢物蓄积。

不良反应 ▶ 低血压、心动过缓、窦性停搏、口干等。

规格 ▶ 右美托咪定注射液：2 ml(0.2 mg)/支。

◈ **83. 维库溴铵**

药理作用 ▶ 本品为竞争性非去极化肌肉松弛剂，通过竞争胆碱能受体起阻断乙酰胆碱的作用。其作用可以被新期的明等抗胆碱酯酶药所逆转。

用法用量 ▶ 气管插管剂量为 $0.08 \sim 0.12\,\mathrm{mg/kg}$。

注意事项 ▶

1）肥胖患者按体重计算剂量时，用量酌减。

2）以下情况可增强本品肌松作用：低钾血症、高镁血症、低钙血症、低蛋白血症、脱水、酸中毒、高碳酸血症以及恶液质。

3）以下常用药物可增强本品肌松作用：①麻醉药，如氟烷、乙醚、安氟醚、异氟醚、甲氧氟烷、环丙烷以及大剂量硫喷妥钠、甲乙炔巴比妥、氯胺酮、芬太尼、γ 羟基丁酸、乙醚脂、异丙酚等。②抗菌药物：阿米卡星等氨基糖苷类抗菌药物，以及多黏菌素、万古霉素等。③其他：利尿剂、β 肾上腺素能阻滞剂、单胺氧化酶抑制剂、鱼精蛋白、α 肾上腺素能阻滞剂、镁盐、钙通道阻滞剂、锂盐等。

4）以下常用药物可减弱本品肌松作用：新斯的明、腾喜龙、吡啶斯的明、去甲肾上腺素、茶碱、卡马西平等。

不良反应 ▶ 心动过缓，传导阻滞，神经肌肉阻滞作用延长，过敏反应等。

规格 ▶ 维库溴铵注射剂：$4\,\mathrm{mg}/$支。

附录8 单胺氧化酶抑制剂简介

单胺氧化酶（MAO）是去甲肾上腺素（NA）、5-羟色胺（5-HT）等内源性单胺类递质以及外源性单胺类物质（如酪胺）的重要灭活酶。MAO 有 2 种亚型，即 A 型

MAO(MAO‐A)和 B 型 MAO(MAO‐B)。MAO‐A 主要以极性芳香胺为底物,如含有羟基的 5‐HT 和 NA,其活性被氯吉兰选择性抑制;MAO‐B 主要以非极性芳香胺为底物,如不含羟基的苯乙胺,其活性可被司来吉兰选择性抑制。MAO 抑制剂(MAOIs)是选择性抑制机体内 MAO 活性的药物,能与 MAO 发生可逆或不可逆结合,形成药物‐酶复合物,抑制酶的活性,干扰底物的正常代谢,从而产生各种药理作用和不良反应。单胺氧化酶抑制剂分类见表 6‐1、表 6‐2。

表6‐1　常见单胺氧化酶抑制剂及其分类

类别	药　　物
MAOIs‐A	氯吉兰、吗氯贝胺、托洛沙酮等
MAOIs‐B	帕吉林、司来吉兰、雷沙吉兰、沙芬酰胺、鹿茸、山楂、何首乌、靛红、异甘草素等
MAOIs‐AB	苯乙肼、异烟肼、异卡波肼、尼亚拉胺、利奈唑胺、呋喃唑酮、普鲁卡因、亚甲蓝、来氟米特等

注:MAOIs‐A 即 A 型单胺氧化酶抑制剂,MAOIs‐B 即 B 型单胺氧化酶抑制剂,MAOIs‐AB 即非选择性单胺氧化酶抑制剂。

表6‐2　中药注射液单胺氧化酶抑制剂及成分

中药注射液名称	主要成分	功用/主治
康莱特注射液	薏仁油、磷脂	益气养阴、消痛散结
复方苦参注射液	苦参、白土苓	清热利湿、凉血解毒
益气复脉注射剂	红参、麦冬、五味子	益气复脉、养阴生津
注射用血栓通	三七总皂苷	活血祛瘀、通脉活络
生脉注射液	麦冬、北五味子、红参	益气养阴、复脉固脱

（续 表）

中药注射液名称	主要成分	功用/主治
红花黄色素氯化钠注射液	红花总黄酮	活血、化瘀、通脉
骨瓜提取物注射剂	猪骨、甜瓜子	消炎镇痛
灯盏花素葡萄糖注射液	灯盏花总黄酮	活血化瘀、通脉止痛
参麦注射液	红参、麦冬	益气固脱、养阴生津
灯盏细辛注射液	灯盏、细辛	活血祛瘀、通络止痛
参芪扶正注射液	党参、黄芪	益气扶正
丹参多酚酸盐注射液	丹参多酚酸盐	活血、化瘀、通脉
丹红注射液	丹参、红花	活血化瘀、通脉舒络
脉络宁注射液	金银花、牛膝、石斛、玄参	养阴清热、活血祛瘀
心脉隆注射液	复合核苷碱基、结合氨基酸	益气活血、通阳利水
天麻素注射液	天麻素	神经衰弱
肾康注射液	大黄、丹参、红花、黄芪	降逆泄浊、益气活血
血必净注射液	红花、赤芍、川芎、丹参、当归	活血化瘀、疏通脉络
醒脑静注射液	麝香、栀子、郁金、冰片	清热泻火、凉血解毒
热毒宁注射液	青蒿、金银花、栀子	祛风散热
喜炎平注射液	穿心莲内酯总酯磺化物	抗炎、抗病毒

(续　表)

中药注射液名称	主要成分	功用/主治
舒血宁注射液	银杏叶水提物	扩张血管、改善微循环
丹参川芎嗪注射液	丹参、川芎嗪	闭塞性脑血管疾病
谷红注射剂	乙酰谷酰胺、红花提取液	脑血管疾病

注:体外研究结果显示,与阳性对照药物司来吉兰相比,上述中药注射液能够引起苯甲醛含量的降低,即对应主要为 MAOIs－B 型单胺氧化酶抑制剂。

◈ 84. 纳洛酮

药理作用 ▶　本品为阿片受体拮抗药,竞争性拮抗各类阿片受体,对 μ 阿片受体有很强的亲和力。

用法用量 ▶

1) 成人:①阿片类药物过量:首次可静脉注射本品 $0.4 \sim 2\,mg$,可隔 $2 \sim 3\,min$ 重复注射给药。如果给 $10\,mg$ 还未见反应,就应考虑此诊断问题。②术后阿片类药物抑制效应:一般较小剂量即有效。首次纠正呼吸抑制时,应每隔 $2 \sim 3\,min$,静脉注射 $0.1 \sim 0.2\,mg$,直至产生理想的效果。③重度乙醇中毒: $0.8 \sim 1.2\,mg$,$1\,h$ 后重复给药 $0.4 \sim 0.8\,mg$。

2) 儿童:①阿片类药物过量,小儿静脉注射的首次剂量为 $0.01\,mg/kg$。如果此剂量没有在临床上取得满意的效果,接下去则应给予 $0.1\,mg/kg$。如果不能静脉注射,可以分次肌内注射。②术后阿片类药物抑制效应,在首次纠正呼吸抑制效应时,每隔 2～3 min 静脉注射本品 0.005～0.01 mg,直到达到理想逆转程度。

3) 新生儿用药:常用初始剂量为 0.01 mg/kg。

4) 纳洛酮激发试验:用来诊断怀疑阿片耐受或急性阿片过量。静脉注射本品 0.2 mg,观察 30 s 看是否出现阿片戒断的症状和体征。如果未出现阿片戒断症状/体征,或未达到逆转的作用,呼吸功能未得到改善,可间隔 2～3 min 重复用药,每注射 0.6 mg 观察 20 min。如果纳洛酮的给药总量达到 10 mg 后,仍未观察到反应,则阿片类药物诱发的或部分由阿片类药物引起毒性的诊断可能有误。

注意事项 ▶

1) 已知或可疑的阿片类药物躯体依赖患者、母亲为阿片类药物依赖者的新生儿慎用。纳洛酮可透过胎盘,诱发母亲和胎儿出现戒断症状。

2) 非阿片类药物引起的呼吸抑制和左丙氧芬引起的急性毒性的控制无效。

3) 有心血管疾病史患者慎用。伴有肝脏疾病、肾功能不全/衰竭患者慎用。

4) 此药作用持续时间短,需注意维持药效。药物在成人体内的血清半衰期为 30～81 min(平均为 64 ± 12 min)。

5) 部分性激动剂或混合激动剂/拮抗剂(如丁丙诺啡和喷他佐辛)引起的呼吸抑制能部分逆转。丁丙诺啡与阿片受体的结合率低、分离速度慢,拮抗丁丙诺啡的作用时应使用大剂量纳洛酮,对丁丙诺啡的拮抗作用需要逐渐增强逆转效果,缩短呼吸抑制时间。

不良反应 ▶ 低血压、室性心动过速、心力衰竭、心悸、发热、呼吸抑制、肺水肿、低氧血症、惊厥、感觉异常、癫痫大发作、幻觉、呕吐、恶心等。

相互作用 ▶

1)甲己炔巴比妥可阻断纳洛酮诱发阿片成瘾者出现的急性戒断症状。

2)不应把本品与含有硫酸氢钠、亚硫酸氢钠、长链高分子阴离子或任何碱性的制剂混合。

规格 ▶ 纳洛酮注射液:1 ml(0.4 mg)/支。

◈ 85. 氟马西尼

药理作用 ▶ 本品竞争性抑制 GABA/苯二氮䓬类受体复合物上的苯二氮䓬识别位点的活性,拮抗苯二氮䓬类药物对中枢神经系统的作用。

用法用量 ▶

1)终止用苯二氮䓬类药物诱导及维持的全身麻醉:推荐初始剂量为 15 s 内静脉注射 0.2 mg。如果首次注射后 60 s 内清醒程度未达到要求,则追加给药 0.1 mg,必要时可间隔 60 s 后再追加给药一次,直至最大总量 1 mg,通常剂量为 0.3~0.6 mg。

2)作为苯二氮䓬类药物过量时中枢作用的特效逆转剂:推荐的首次静脉注射剂量 0.3 mg。如果在 60 s 内未达到所需的清醒程度,可重复使用直至患者清醒或达总量 2 mg。如果再度出现昏睡,可以静脉滴注 0.1~

0.4 mg/h,滴注速度应根据所要求的清醒程度进行个体调整。如果出现意外的过度兴奋体征,可静脉注射 5 mg 地西泮或 5 mg 咪达唑仑,并根据患者的反应小心调整用量。

注意事项▶

1）给予苯二氮䓬类药物控制潜在危及生命状态（例如控制颅内压或癫痫持续状态）的患者,以及严重的抗抑郁药物中毒的患者禁用。

2）不推荐用于长期接受苯二氮䓬类药物治疗的癫痫患者、苯二氮䓬类的依赖性治疗和长期的苯二氮䓬类戒断综合征患者的治疗。

3）在给予氟马西尼前,应采取必要措施以确保气道、通气和静脉通道的安全。

4）勿在神经肌肉阻断药的作用消失之前注射本品。

5）对于大剂量使用过苯二氮䓬类药物,以及/或较长时间（本品给药前长达数周）使用苯二氮䓬类药物患者,应避免快速大剂量（超过 1 mg）注射本品,否则将引起戒断症状。

6）使用本品最初 24 h 内,避免操作危险的机器或驾驶机动车。

不良反应▶ 心律失常、惊厥、头晕、情绪不稳、烦乱、恶心、呕吐、视力异常、听力异常、注射部位反应等。

相互作用▶ 氟马西尼通过受体水平的竞争相互作用,阻滞苯二氮䓬类药物的中枢作用。非苯二氮䓬激动剂对苯二氮䓬类受体（如佐匹克隆、三唑并哒嗪等）的作用也可被氟马西尼阻断。

规格 ▶ 氟马西尼注射液:5 ml(0.5 mg)/支。

～ 参考文献 ～

[1] 杨赛成,洪伟勇,夏修远,王金明,王石健.单胺氧化酶抑制
剂及其药物相互作用研究[J].实用药物与临床,2017,20
(4):463-465.

[2] 岳旺,内源性单胺氧化酶B抑制因子靛红在帕金森氏病的
参与机制[D].青岛大学,2007-04-30.

[3] 杨秀伟.何首乌醇提物对易老化小鼠肝脏和脑单胺氧化酶
活性的影响[J].中国中药杂志,1996(1):48-49,65.

[4] 陈晓光,赵玉珍,徐志敏,张亚卓,白书阁.性激素对老年小
鼠肝脏和脑中MAO-B活性的影响[J].老年学杂志,1990
(3):176-178.

[5] 王景田,杨赴云,张月英.单胺氧化酶抑制剂及其相互作用
[J].中国药学杂志,2000(5):65-67.

[6] 宋明贵,何秉踊,韩隽,朱勍.单胺氧化酶抑制剂的研究进
展[J].浙江化工,2011,42(4):12-18.

[7] 杨赛成,洪伟勇,夏修远,王金明,王石健.单胺氧化酶抑制
剂及其药物相互作用研究[J].实用药物与临床,2017,20
(4):463-465.

[8] 孔卓,孙德萌,陈爱乾,胡云.异甘草素衍生物的合成及其
抑制单胺氧化酶B的活性研究[J].中国中药杂志,2019,
44(21):4653-4660.

[9] 刘子修,周燕萍,许多,刘梅,杨波,刘静,司梁宏,陆瑜.26
种中药注射剂对单胺氧化酶体外抑制作用研究[J].南京
中医药大学学报,2020,36(6):869-875.

[10] 李俊.临床药理学[M].6版.北京:人民卫生出版社,2018.

[11] 杨宝峰,陈建国.药理学[M].9版.北京:人民卫生出版
社,2018.

七、呼吸系统用药

◈ 86. 茶碱类药物

药理作用 ▶ 茶碱直接松弛呼吸道平滑肌,可改善呼吸功能。

用法用量 ▶ 见表7-1。

表7-1 茶碱类药物用法用量

药名	用法用量
茶碱缓释片 0.1 g/片	口服。本品不可压碎或咀嚼。成人或12岁以上儿童,起始剂量为0.1~0.2 g(1~2片),2次/d。日剂量不超过0.9 g(9片),分2次服用
氨茶碱片 0.1 g/片	1) 成人:0.1~0.2 g(1~2片)/次,0.3~0.6 g(3~6片)/d。极量:0.5 g(5片)/次,1 g(10片)/d。 2) 小儿:口服,按体重3~5 mg/(kg·次),3次/d
氨茶碱注射液 2 ml(0.25 g)/支	剂量应个体化。 1) 成人: 静脉注射:0.125~0.25 g/次,0.5~1 g/d。用5%葡萄糖注射液稀释至20~40 ml,注射时间不得短于10 min。 静脉滴注:0.25~0.5 g/次,0.5~1 g/d。以5%~10%葡萄糖注射液稀释后缓慢滴注。

(续　表)

药名	用法用量
氨茶碱注射液 2 ml(0.25 g)/支	注射给药:极量 0.5 g/次,1 g/d。 2)小儿:静脉注射,按体重 2～4 mg/(kg·次),以 5%～25%葡萄糖注射液稀释后缓慢注射
多索茶碱注射剂 0.2 g/支	成人:剂量应个体化。 1)静脉滴注:300 mg 加入 5%葡萄糖注射液或生理盐水注射液 100 ml 中,缓慢滴注; 2)静脉注射:200 mg/次,q12 h;以 25%葡萄糖注射液稀释至 40 ml,缓慢注射
二羟丙茶碱注射液 0.25 g/支	成人常用量:0.25～0.75 g/次,静脉滴注。以 5%～10%葡萄糖注射液稀释,1 次/d

注意事项 ▶

1)多索茶碱对支气管解痉作用是氨茶碱的 10～15 倍,中枢及心血管不良反应相对轻;但急性心肌梗死者禁用。

2)二羟丙茶碱平喘作用与氨茶碱相似,心脏兴奋作用仅为氨茶碱的 1/20～1/10,对心脏和神经系统的影响较少。

3)茶碱类药物个体差异较大,宜根据患者病情变化选择适宜的剂量,必要时监测茶碱血药浓度。

4)肾功能或肝功能不全的患者,应酌情调整用药剂量或延长用药间隔时间。

不良反应 ▶ 恶心、呕吐;易怒、失眠;初期中毒可引起心动过速、心律失常;严重中毒可引起发热、失水、惊厥、呼吸心跳停止等。

相互作用 ▶

1）与地尔硫䓬、维拉帕米合用：可干扰茶碱类在肝内的代谢，增加茶碱类血药浓度和毒性。

2）与西咪替丁合用时：可增加茶碱类的血清浓度和/或毒性。

3）当茶碱类与下述药物联用时：应适当减量。如大环内酯类（红霉素、罗红霉素、克拉霉素），氟喹诺酮类（依诺沙星、环丙沙星、氧氟沙星、左氧氟沙星）以及克林霉素、林可霉素等。以红霉素和依诺沙星最显著。

4）苯巴比妥、苯妥英钠、利福平可诱导肝药酶，加快茶碱类的肝清除率；茶碱类也干扰苯妥英钠的吸收，两者血浆中浓度均下降，合用时应调整剂量。

5）与咖啡因或其他黄嘌呤类药并用，可增加其作用和毒性。

◈ 87. 吸入用沙丁胺醇溶液

药理作用 ▶ 选择性激动支气管平滑肌上的 β_2 肾上腺素受体。

用法用量 ▶ 雾化，每日可重复 4 次。

1）成人：2.5 mg～5 mg/次，雾化，最高 10 mg/次。

2）儿童：12 岁以下儿童：2.5 mg/次，最高 5 mg/次。

不良反应 ▶ 震颤，头痛，心动过速，心悸等。

相互作用 ▶ 吸入用沙丁胺醇溶液与其他吸入雾化剂型配伍，见下文第 166 页表 7 - 2。

规格 ▶ 吸入用沙丁胺醇溶液：5 mg（2.5 ml）/支。

◈ 88. 吸入用异丙托溴铵溶液

药理作用 ▶ 本品通过拮抗迷走神经释放的递质乙酰胆碱而抑制迷走神经的反射,对支气管产生扩张作用。

用法用量 ▶ 雾化。

1) 12 岁以上及成人患者:500 μg/次,3～4 次/d。给药间隔可个体化。

2) 12 岁以下儿童:250 μg/次;视病情决定间隔,剂量超过 1 000 μg/d 需监护。

注意事项 ▶

1) 应注意避免药液或气雾进入眼睛,尤其有青光眼倾向的患者。

2) 已经存在尿道阻塞(如前列腺增生或膀胱颈梗阻)的患者应慎用本品。

不良反应 ▶ 头痛、头晕;咽喉刺激、咳嗽;口干、恶心、胃肠动力障碍等。极少数病例可出现速发型超敏反应。

相互作用 ▶ 异丙托溴铵和 β 受体激动剂合用时,有窄角型青光眼病史的患者可能增加急性青光眼发作的危险。本品与其他吸入雾化剂型配伍,见下文第 166 页表 7 - 2。

规格 ▶ 吸入用异丙托溴铵溶液:2 ml(500 μg)/支。

◈ 89. 吸入用布地奈德混悬液

药理作用 ▶ 本品为强效糖皮质激素。

用法用量 ▶ 雾化。

1）成人:起始,1～2 mg/次,2 次/d;维持,0.5～1 mg/次,2 次/d。

2）儿童:起始,0.5～1 mg/次,2 次/d;维持,0.25～0.5 mg/次,2 次/d。

注意事项 ▶

1）本品雾化吸入后,吸入全身生物利用度为约 10%。

2）雾化后用水洗脸并漱口。

不良反应 ▶ 呼吸系统感染、鼻炎、咳嗽;中耳炎、病毒性感染、念珠菌病;胃肠炎、呕吐、腹泻、腹痛;耳感染;鼻出血;结膜炎;皮疹等。

相互作用 ▶ 酮康唑、伊曲康唑、克拉霉素、红霉素等 CYP3A4 抑制剂可增加布地奈德血浆药物浓度。本品与其他吸入雾化剂型配伍,见下文第 166 页表 7 - 2。

规格 ▶ 吸入用布地奈德混悬液:2 ml(1 mg)/支。

◈ **90. 乙酰半胱氨酸(吸入用)**

药理作用 ▶ 化学结构中含有巯基,可使痰中黏蛋白的双硫键断裂,降低黏度,使痰容易咳出。

用法用量 ▶ 雾化吸入。1 安瓿(3 ml, 0.3 g)/次,1～2 次/d。不必区分成人和儿童的使用剂量。

注意事项 ▶ 雾化。

1）患有支气管哮喘的患者,如有支气管痉挛发生应立即终止治疗。

2）妊娠期妇女只在非常必要时,在医生指导下使用。

3）2岁以下儿童不建议使用。

不良反应 ▶ 过敏反应、荨麻疹、支气管痉挛、严重皮肤反应、胃肠道刺激、口腔炎、胃炎、恶心、呕吐等。

相互作用 ▶

1）本品与硝酸甘油合用可导致明显的低血压并增强颞动脉扩张。

2）本品与镇咳药不应同时服用，因其可导致支气管分泌物的积聚。

3）本品与其他吸入雾化剂型配伍，见表7-2。

规格 ▶ 吸入用乙酰半胱氨酸溶液：3 ml(0.3 g)/支。

附录9 **常用雾化吸入药物配伍（见表7-2）**

表7-2 常用雾化吸入药物配伍表

药物	沙丁胺醇	异丙托溴铵	布地奈德	氨溴索*	乙酰半胱氨酸	重组人干扰素 α1b
沙丁胺醇		可配伍	可配伍	—	可配伍	
异丙托溴铵	可配伍		可配伍	—	可配伍	
布地奈德	可配伍	可配伍		—	可配伍	不推荐配伍
氨溴索*	—#	—	—		—	
乙酰半胱氨酸	可配伍	可配伍	可配伍	—		
重组人干扰素 α1b			不推荐配伍			

*临床上常用盐酸氨溴索注射液、重组人干扰素 α1b 雾化吸入使用，为超药品说明书用药。# 无数据支持。

◈ 91. 乙酰半胱氨酸(口服)

药理作用 ▶ 本品化学结构中含有巯基,可使痰中黏蛋白的双硫键断裂,降低黏度,使痰容易咳出。

用法用量 ▶

1) 成人:常用量 0.2 g/次,3 次/d;或 0.6 g/次,1~2次/d。

2) 儿童:0.1 g/次,2~4 次/d。

注意事项 ▶ 孕妇不主张使用。哮喘患者禁用。

不良反应 ▶ 呛咳、支气管痉挛、恶心、呕吐、上腹部不适、腹泻、咳嗽等。

相互作用 ▶

1) 建议口服抗生素与乙酰半胱氨酸给药时间至少间隔 2 h。

2) 不可与活性炭同服。

规格 ▶ 乙酰半胱氨酸颗粒:0.2 g/包;乙酰半胱氨酸片:0.6 g/片,0.2 g/片。

◈ 92. 溴己新

药理作用 ▶ 本品直接作用于支气管腺体,释放溶酶体,使黏液中的黏多糖解聚,降低黏液的黏稠度;同时分泌黏性低的小分子黏蛋白,使痰液变稀,易于咳出。本品为氨溴索前体药。

用法用量 ▶ 成人,口服,1~2 片/次,3 次/d。

注意事项 ▶ 本品对胃肠道黏膜有刺激性,胃炎、胃溃疡患者慎用。

不良反应 ▶ 偶有恶心、胃肠道不适,可使血清转氨酶升高。

规格 ▶ 溴己新片:8 mg/片。

◈ 93. 氨溴索

药理作用 ▶ 本品为黏液溶解剂,能增加呼吸道黏膜浆液腺的分泌,减少黏液腺分泌,从而降低痰液黏度,促进肺表面活性物质的分泌,增加支气管纤毛运动,使痰液易于咳出。

用法用量 ▶ 见表7-3。

表7-3　氨溴索注射液/片/口服液用法用量

药名	用法用量
盐酸氨溴索注射液 15 mg/支	1)常规用量:均为慢速静脉输注。成人及12岁以上儿童:2~3次/d,15 mg/次。6~12岁儿童:2~3次/d,15 mg/次。2~6岁儿童:3次/d,7.5 mg/次。2岁以下儿童:2次/d,7.5 mg/次。 2)婴儿呼吸窘迫综合征治疗:每日总量30 mg/kg,分4次给药,注射器泵给药,静脉注射时间至少5 min 3)超说明书用药:用于胸外科手术的预防用药,1 000 mg/d
氨溴索片 30 mg/片	成人,1~2片/次,3次/d,饭后服用

（续 表）

药名	用法用量
氨溴索口服液 100 ml：0.3 g/瓶	成人及 12 岁以上的儿童：最初 2～3 d，10 ml/次，3 次/d；10 ml/次，2 次/d 6～12 岁儿童：5 ml/次，2～3 次/d 2～5 岁儿童：2.5 ml/次，3 次/d

注意事项 ▶ 孕妇、哺乳期妇女慎用。妊娠前 3 个月不推荐应用注射剂。肾功能受损或重度肝病者慎用；应避免口服制剂与中枢性镇咳药（如右美沙芬等）同时使用，以免稀化的痰液堵塞气道。

不良反应 ▶ 皮疹、荨麻疹、红斑、过敏性休克；口干、便秘、恶心、呕吐、腹泻；流涕、呼吸困难；排尿困难；体温升高、畏寒等。

相互作用 ▶ 氨溴索与阿莫西林、头孢呋辛、红霉素、四环素等抗生素协同治疗可升高抗生素在痰液和支气管分泌物中的浓度。本品雾化剂型与其他吸入雾化剂型配伍，见上文第 166 页表 7-2。

◈ **94. 羧甲司坦**

药理作用 ▶ 作用于支气管腺体，使低黏度的唾液黏蛋白分泌增加，高黏度的盐藻黏蛋白产生减少，使痰液黏稠性降低，易于咳出。

用法用量 ▶

1）成人：口服，25 ml/次，3 次/d。

2）儿童：2～5 岁 5 ml/次，4 次/d。5～12 岁 10 ml/次，3 次/d。

注意事项 ►

1）消化道溃疡活动期患者禁用。

2）肝功能损伤患者、心力衰竭患者慎用。

3）孕妇及哺乳期妇女慎用。

不良反应 ►

1）消化系统症状：如食欲不振、腹泻、腹痛、恶心、呕吐、腹胀、口渴等。

2）过敏、休克：如皮疹、红斑、瘙痒、水肿、发热、呼吸困难等。

3）肝功能损害、黄疸等。

相互作用 ► 避免使用强镇咳药，以免痰液堵塞气道。

规格 ► 羧甲司坦口服溶液（无糖型）：100 ml（2 g）/瓶。

◇ **95. 桉柠蒎**

药理作用 ► 本品可使气管段分泌增加，改善气管黏膜纤毛运动，促进呼吸道腺体分泌，使黏液移动速度增加。有抗炎作用，减轻支气管黏膜肿胀，舒张支气管。本品由桃金娘科桉属和芸雪科橘属及松科松属植物的提取物所组成，主要成分为桉油精，柠檬烯及 α 蒎烯。

用法用量 ► 急性期患者 0.3 g/次，3～4 次/d；慢性期患者 0.3 g/次，2 次/d。

注意事项 ►

1）餐前 30 min 凉开水送服，禁用热水。不可打开或嚼破后服用。

2）儿童用药尚不明确。孕妇及哺乳期妇女慎用。

不良反应 ▸ 胃肠道不适,过敏等。

相互作用 ▸ 尚不明确。

规格 ▸ 桉柠蒎肠溶软胶囊:300 mg(桉柠蒎油)/粒。

◇ **96. 特布他林**

药理作用 ▸ 选择性激动 β_2 受体,舒张支气管平滑肌。

用法用量 ▸

1)成人:①静脉滴注,0.5~0.75 mg/d,分 2~3 次给药。本品 0.25 mg 用注射用水溶解,加入生理盐水 100 ml 中,缓慢静脉滴注 1.5 h 以上。②雾化,成人及 20 kg 以上儿童:5 mg(2 ml)/次,3 次/d。

2)不推荐 12 岁以下儿童使用。

注意事项 ▸

1)静脉注射大剂量特布他林会使已有的糖尿病和酮症酸中毒加重。

2)雾化吸入和静脉滴注不建议同时使用,以防药性叠加产生不良结果。

3)β 肾上腺素能激动剂有可能引起低血钾,可能通过细胞内分流引起,低血钾可能会引起心血管不良反应。血钾降低通常是暂时的,不需要补充。

不良反应 ▸ 震颤、神经质、头晕、头痛、嗜睡;心悸、心动过速;呼吸困难;超敏反应、支气管痉挛;恶心、呕吐;疲乏、面部潮红、出汗;注射部位疼痛;肝功能异常等。

相互作用 ▸

1)不推荐将硫酸特布他林和其他的拟交感胺类药品

联合应用,因为联合应用对患者心血管系统有害。

2)正在使用单胺氨化酶抑制剂、三环抗抑郁药或停用此类药 2 周内的患者,联用特布他林会增加血管系统的不良反应。

3)β 肾上腺素能受体阻滞剂不仅阻断特布他林对肺的作用,还可能使哮喘患者产生严重的支气管痉挛。

4)非保钾型利尿药联用要特别谨慎。

规格 ▶ 特布他林注射剂:0.25 mg/支。

◈ 97. 盐酸丙卡特罗

药理作用 ▶ 盐酸丙卡特罗为 β_2 受体激动剂,对支气管平滑肌的 β_2 肾上腺素受体有较高的选择性,从而起到舒张支气管平滑肌的作用。

用法用量 ▶

1)成人:50 μg(10 ml)/次,1～2 次/d。

2)6 岁以上小儿:5 ml/次,1～2 次/d。早晨、晚睡前口服。

3)不满 6 岁儿童:0.25 ml/(kg·次),2～3 次/d,早、中、晚睡前口服。

注意事项 ▶ 下述患者慎用:

1)甲状腺功能亢进症(可能会使甲状腺功能亢进症恶化)。

2)高血压(可能会使血压上升)。

3)心脏病(可能会出现心悸、心律不齐等)。

4)糖尿病(可能会使糖尿病恶化)。

不良反应 ▶ 低血钾；皮疹，过敏样症状，休克；心悸；震颤，头晕，头痛；恶心，呕吐；肝功能异常；鼻塞，耳鸣等。

相互作用 ▶ 禁止与儿茶酚胺制剂（肾上腺素、异丙肾上腺素）配伍，可引起心律不齐、有时有引起心跳停止的危险。

规格 ▶ 盐酸丙卡特罗口服液：60 ml（0.3 mg）/瓶。

◇ **98. 氨溴特罗**

药理作用 ▶ 盐酸氨溴索和盐酸克仑特罗组成的复方制剂。盐酸氨溴索为黏液溶解剂。盐酸克仑特罗为选择性 β_2 肾上腺素受体激动剂，可松弛支气管平滑肌。

用法用量 ▶

1）12 岁以上儿童口服：20 ml/次，2 次/d。症状明显好转后可减至 10 ml/次，2～3 次/d。严重患者，最初 2～3 d，20 ml/次，3 次/d。

2）12 岁以下儿童口服：根据年龄及体重调整剂量，参考表 7-4。

表 7-4 氨溴特罗口服溶液 12 岁以下儿童用法用量

年龄	体重(kg)	每次用药量(ml)	频次
未满 8 个月	4～8	2.5	
8 个月～1 岁	8～12	5.0	
2～3 岁	12～16	7.5	2 次/d
4～5 岁	16～22	10.0	
6～12 岁	22～35	15.0	

注意事项 ▶

1）甲状腺功能亢进症、高血压、心脏疾病（心功能不全、心律不齐等）、糖尿病、重度肾功能不全患者慎用。

2）有服用 β_2 受体激动剂导致血清钾含量降低的报道。

不良反应 ▶ 头痛、手颤、嗜睡、头晕、失眠、兴奋；心悸、心动过速、血压升高、心律不齐；皮疹、瘙痒、支气管痉挛、低血压、虚脱；肝功能异常；胃肠道不适。

相互作用 ▶

1）与肾上腺素、异丙肾上腺素等儿茶酚胺类药物合用，可致心律不齐，故不宜合用。

2）正在服用 MAO 抑制剂或三环类抗抑郁药的患者，服用本品后，可增强本品对血管系统的作用，应特别注意。

3）不宜与普萘洛尔等非选择性 β 受体阻断药合用。

4）正在服用大量的其他交感神经兴奋剂的患者，服用本品时，应注意。

规格 ▶ 氨溴特罗口服溶液：100 ml/瓶。

◈ **99. 复方甲氧那明**

药理作用 ▶ 本品为复方制剂，每粒胶囊中含以下成分：①盐酸甲氧那明 12.5 mg：可抑制支气管痉挛，缓解哮喘发作时的咳嗽。②那可丁 7 mg：外周性止咳药。③氨茶碱 25 mg：可抑制支气管痉挛，还可抑制支气管黏膜肿胀，缓解哮喘发作时的咳嗽，使痰易咳出。④马来酸氯苯那敏 2 mg：具抗组胺作用。

用法用量 ▶ 饭后口服。15 岁及以上：2 粒/次，3 次/d；8～15 岁：1 粒/次，3 次/d。

注意事项 ▶

1）8 岁以下患儿、妊娠及哺乳期妇女、有哮喘危象者、严重心血管疾病患者禁用。

2）有心脏疾患、高血压或高龄者，青光眼、甲亢、排尿困难者慎用。

3）服用本品可引起困倦，避免驾驶或操作机械。

不良反应 ▶ 偶有皮疹、皮肤发红、瘙痒、恶心、呕吐、食欲不振、眩晕、心悸、排尿困难等。

相互作用 ▶ 请勿与其他镇咳祛痰药、抗感冒药、抗组胺药、镇静药等联合使用。

规格 ▶ 复方甲氧那明胶囊：46.5 mg/粒。

◈ 100. 喷托维林

药理作用 ▶ 本品具有中枢及外周性镇咳作用，其镇咳作用强度约为可待因的 1/3，直接抑制延髓的呼吸中枢，还可松弛痉挛的支气管平滑肌，减低气道阻力。

用法用量 ▶ 口服。成人：25 mg/次，3～4 次/d；5 岁以上儿童：12.5 mg/次，2～3 次/d。

注意事项 ▶ 服药期间不得驾驶或操作机械。

不良反应 ▶ 便秘、头痛、头晕、嗜睡、口干、恶心、腹胀、皮肤过敏。

规格 ▶ 喷托维林片：25 mg/片。

◇ 101. 复方福尔可定

药理作用 ▶ 本品为复方制剂，含有以下成分：①福尔可定：具有中枢性镇咳作用。成瘾性比可待因小。②盐酸曲普利啶：有中枢镇静作用的抗过敏药物。③盐酸伪麻黄碱：为拟肾上腺素药，可收缩鼻黏膜血管，减轻鼻塞、流涕症状。④愈创木酚甘油醚：为恶心祛痰剂，通过刺激胃黏膜，引起轻微的恶心而反射性地使呼吸道腺体分泌增加，痰液稀释而易于咳出。

用法用量 ▶ 口服，6 岁以上儿童及成人：10 ml/次；30 个月至 6 岁儿童：5 ml/次；30 个月以下婴幼儿：2.5 ml/次，3～4 次/d。

注意事项 ▶ 严重高血压、冠心病或正在服用单胺氧化酶抑制剂的患者禁用本品。

不良反应 ▶ 嗜睡、头晕、胃肠道不适、腹痛、恶心、呕吐、口干、过敏症状等。

规格 ▶ 复方福尔可定口服液：120 ml/瓶。

◇ 102. 右美沙芬愈创甘油醚

药理作用 ▶ 本品为复方制剂，含有以下成分：①氢溴酸右美沙芬：为中枢性镇咳药，可抑制延脑咳嗽中枢而产生镇咳作用，其镇咳作用与可待因相等或稍强，长期服用无依赖性和耐受性；②愈创木酚甘油醚：为祛痰剂，能使呼吸道腺体分泌增加,使痰液稀释,易于咳出。

用法用量 ▶ 12 岁以上儿童及成人,10～20 ml/次,3 次/d。

注意事项 ▶

1) 妊娠 3 个月内妇女禁用。

2) 服药期间不得驾驶机、车、船,不得从事高空作业、机械作业及操作精密仪器。

不良反应 ▶ 头晕、头痛、嗜睡、易激动、嗳气、食欲缺乏、便秘、恶心、皮肤过敏等。

相互作用 ▶ 避免与乙醇、抗抑郁药、单胺氧化酶抑制剂及其他中枢神经系统抑制药物同用。

规格 ▶ 右美沙芬愈创甘油醚糖浆:120 ml/瓶。

◈ 103. 可待因

药理作用 ▶ 本品对延髓的咳嗽中枢有选择性地抑制,镇咳作用强而迅速,也有镇痛作用,但使痰液黏稠,难以咳出。

用法用量 ▶ 口服:0.5～1 片/次,1～3 片/d;极量:3 片/次,8 片/d。

注意事项 ▶

1) 禁用于已知为 CYP2D6 超快代谢者。

2) 本品妊娠分级为 C 级别(临近分娩时为 D 级),哺乳期妇女禁用。

3) 可引起胆管痉挛,胆结石患者慎用。

4) 重复给药可产生耐药性,久用有成瘾性。

5）服药期间不得驾驶机、车、船,不得从事高空作业、机械作业及操作精密仪器。

不良反应 ▶ 心理变态、幻想、精神抑郁;呼吸微弱、缓慢或不规律;心律失常;惊厥、耳鸣、震颤、肌肉强直;荨麻疹、瘙痒、皮疹、过敏反应等;长期使用可引起依赖性。

相互作用 ▶

1）本品与抗胆碱药合用时,可加重便秘或尿潴留的不良反应。

2）与美沙酮或其他吗啡类药合用时,可加重中枢性呼吸抑制作用。

3）与肌肉松弛药合用时,呼吸抑制更为显著。

规格 ▶ 可待因片:30 mg/片。

◈ 104. 孟鲁司特

药理作用 ▶ 本品拮抗白三烯受体,可显著改善哮喘炎症指标。

用法用量 ▶ 哮喘患者应在睡前服用。过敏性鼻炎患者可根据自身的情况在需要时间服药。15 岁及以上患者,10 mg, 1 次/d;6～14 岁儿童患者,5 mg, 1 次/d;2 至 5 岁儿童患者,4 mg, 1 次/d。

注意事项 ▶

1）不应用于治疗急性哮喘发作。应告知患者准备适当的抢救用药。

2）虽然在医师的指导下可逐渐减少合并使用的吸入糖皮质激素剂量,但不要用本品突然替代吸入或口服糖皮质激素。

3）应告知苯丙酮尿症患者，4 mg 咀嚼片含有 0.674 苯丙氨酸（阿斯巴甜的组分）。

4）据报道，服用本品的成人、青少年和儿童患者可出现神经精神事件。

不良反应 ▶ 上呼吸道感染；出血倾向增加、血小板减少症；过敏反应；兴奋、焦虑、抑郁、幻觉、失眠、易激惹、烦躁不安、梦游、有自杀的想法和行为、抽搐等；心悸；腹泻、恶心、胰腺炎、呕吐；肝炎、肝功能异常；瘙痒、皮疹、荨麻疹；关节痛、肌肉痉挛；儿童遗尿症等。

相互作用 ▶ 孟鲁司特应谨慎与 CYP3A4、2C8 和 2C9 诱导剂（如苯妥英钠、苯巴比妥、利福平）同时服用，特别是儿童。但是不推荐调整本品的使用剂量。

规格 ▶ 孟鲁司特钠片/咀嚼片：①片剂 10 mg/片；②咀嚼片 4 mg/片。

◎◠◡◠ **参考文献** ◠◡◠◎

［1］李俊.临床药理学［M］.6 版.北京：人民卫生出版社,2018.
［2］杨宝峰,陈建国.药理学［M］.9 版.北京：人民卫生出版社,2018.

八、心血管系统用药

◈ 105. 去甲肾上腺素

药理作用 ▶ 强烈的 α 受体激动药,同时也激动 β 受体。通过 α 受体激动,可引起血管极度收缩,使血压升高,冠状动脉血流增加;通过 β 受体的激动,使心肌收缩加强,心排出量增加。用量按 $0.4\,\mu g/(kg \cdot min)$ 时,β 受体激动为主;用较大剂量时,以 α 受体激动为主。

用法用量 ▶

1) 成人常用量:开始以 $16 \sim 24\,\mu g/min$ 速度滴注,调整滴速让血压升到理想水平;维持量为 $4 \sim 8\,\mu g/min$。在必要时可按医嘱超越上述剂量,但需注意保持或补足血容量。

2) 小儿常用量:开始按体重以 $0.02 \sim 0.1\,\mu g/(kg \cdot min)$ 速度滴注,按需要调节滴速。

注意事项 ▶

1) 禁止与含卤素的麻醉剂和其他儿茶酚胺类药合并使用,可卡因中毒及心动过速患者禁用。

2) 药液外漏可引起局部组织坏死。

3）本品强烈的血管收缩作用可以使重要脏器器官血流减少，肾血流锐减后尿量减少，组织供血不足导致缺氧和酸中毒；持久或大量使用时，可使回心血流量减少，外周血管阻力升高，心排血量减少，后果严重，应即停药，适当补充液体及电解质，如血压过高，给予 α 受体阻滞剂，如酚妥拉明 5～10 mg 静脉注射。

4）应重视的反应包括静脉输注时沿静脉径路皮肤发白，注射局部皮肤破溃，皮肤发绀、发红，严重眩晕，上述反应虽属少见，但后果严重。

5）在缺氧、电解质平衡失调、器质性心脏病患者中或逾量时，可出现心律失常；血压升高后可出现反射性心率减慢。

不良反应 ▶ 静脉注射偶有恶心、颜面潮红。外漏可引起局部组织坏死。重要脏器器官血流减少，回心血流量减少，心排血量减少等。

相互作用 ▶

1）与单胺氧化酶抑制剂或其他具有单胺氧化酶抑制特性的药物（如利奈唑胺）联合给药可引起严重的高血压。

2）与麦角制剂如麦角胺、麦角新碱或缩宫素同用，促使血管收缩作用加强，引起严重高血压、心动过缓。

3）与三环类抗抑郁药合用，由于抑制组织吸收本品或增强肾上腺素受体的敏感性，可加强本品的心血管作用，引起心律失常、心动过速、高血压或高热，如必须合用，则开始本品用量需小，并监测心血管反应。

4）与全麻药如氯仿、环丙烷、氟烷等同用，可使心肌对拟交感胺类药反应更敏感,容易发生室性心律失常,不宜同用,必须同用则对应减量给药。

5）与β受体阻滞剂同用,各自的疗效降低,β受体阻滞后α受体作用突出,可发生高血压、心动过缓。

6）与洋地黄类同用,易致心律失常,需严密注意心电监测。

7）与其他拟交感胺类同用,心血管作用增强。

8）与甲状腺激素同用,二者作用均加强。

9）与妥拉唑林同用,可引起血压下降,继以血压过度反跳上升,故妥拉唑林逾量时不宜用本品。

规格 ▶ 重酒石酸去甲肾上腺素注射液:1 ml(2 mg)/支。

◈ 106. 肾上腺素

药理作用 ▶ 兼有α受体和β受体激动作用。α受体激动引起皮肤、黏膜、内脏血管收缩。β受体激动引起冠状血管扩张、骨骼肌、心肌兴奋、心率增快、支气管平滑肌和胃肠道平滑肌松弛。对血压的影响与剂量有关,常用剂量使收缩压上升而舒张压不升或略降,大剂量使收缩压、舒张压均升高。

用法用量 ▶ 常用量:皮下注射,0.25～1 mg/次。极量:皮下注射,1 mg/次。

1）抢救过敏性休克:皮下注射或肌注0.5～1 mg,也可用0.1～0.5 mg缓慢静注(以0.9%氯化钠注射液稀释到10 ml),如疗效不好,可改用4～8 mg静滴(溶于5%葡萄糖液500～1 000 ml)。

2）抢救心搏骤停：以 0.25～0.5 mg 用 10 ml 生理盐水稀释后静脉（或心内）注射。

3）治疗支气管哮喘：效果迅速但不持久。皮下注射 0.25～0.5 mg，3～5 min 见效，但仅能维持 1 h。必要时每 4 h 可重复注射一次。

4）与局麻药合用：加少量[1：（200 000～500 000）]于局麻药中（如普鲁卡因），在混合药液中，本品浓度为 2～5 μg/ml，总量不超过 0.3 mg，可减少局麻药的吸收而延长其药效，并减少其副作用，亦可减少手术部位的出血。

5）制止鼻黏膜和齿龈出血：将浸有 1：20 000～1：1 000 溶液的纱布填塞出血处。

6）治疗荨麻疹、枯草热、血清反应等：皮下注射 1：1 000 溶液 0.2～0.5 ml，必要时再以上述剂量注射一次。

注意事项 ▶

1）高血压、器质性心脏病、冠状动脉疾病、糖尿病、甲状腺功能亢进、洋地黄中毒、外伤性及出血性休克、心源性哮喘等患者禁用。

2）用量过大或皮下注射时误入血管后，可引起血压突然上升而导致脑溢血。

3）每次局麻使用剂量不可超过 300 μg，否则可引起心悸、头痛、血压升高等。

4）与其他拟交感药有交叉过敏反应。

不良反应 ▶

1）心悸、头痛、血压升高、震颤、无力、眩晕、呕吐、四肢发凉等。

2）有时可有心律失常，严重者可由于心室颤动而致死。

3）用药局部可有水肿、充血、炎症。

相互作用 ▶

1）α受体阻滞剂以及各种血管扩张药可对抗本品的加压作用。

2）与全麻药合用，易产生心律失常，直至室颤。用于指、趾部局麻时，药液中不宜加用本品，以免肢端供血不足而坏死。

3）与洋地黄、三环类抗抑郁药合用，可致心律失常。

4）与麦角制剂合用，可致严重高血压和组织缺血。

5）与利血平、胍乙啶合用，可致高血压和心动过速。

6）与β受体阻滞剂合用，两者的β受体效应互相抵消，可出现血压异常升高、心动过缓和支气管收缩。

7）与其他拟交感胺类药物合用，心血管作用加剧，易出现副作用。

8）与硝酸酯类合用，本品的升压作用被抵消，硝酸酯类的抗心绞痛作用减弱。

规格 ▶ 盐酸肾上腺素注射液：1 ml（1 mg）/支。

◈ 107. 垂体后叶素

药理作用 ▶ 垂体后叶注射液对平滑肌有强烈收缩作用，尤以对血管及子宫肌层作用更强，因为剂量不同，可引起子宫节律收缩至强直收缩。对于肠道及膀胱亦能增加张力而使其收缩。

适应证 ▶ 用于肺、支气管出血（如咯血）以及消化道出血(呕血、便血)。并适用于产科催产,及产后收缩子宫、止血等。对于腹腔手术后肠道麻痹等亦有功效。本品尚对尿崩症有减少排尿量之作用。

用法用量 ▶

1)呼吸道或消化道出血:6~12 U/次。

2)产后子宫出血:3~6 U/次。

3)控制产后出血静滴:0.02~0.04 U/min,胎盘排出后可肌内注射5~10 U。

注意事项 ▶

1)本品对心肌炎、血管硬化等患者禁用。

2)禁用于有剖宫产史患者。催产时禁用于骨盆狭窄、双胎、羊水过多、子宫膨胀过度、产道梗阻、产前出血(前置胎盘、胎盘早剥)的患者。禁用于子宫口未开的晚期妊娠的引产和催产。

3)中重度肾功能不全者禁用。

4)用药后如出现严重不良反应如心悸、胸闷、过敏性休克等,应立即停药。

5)用药后注意电解质监测,尤其注意低钠血症的发生。在纠正低钠血症时补钠速度不宜过快,以避免出现渗透性脱髓鞘综合征。

6)静脉给药时,避免药液外渗导致皮肤坏死的发生。

7)高血压、冠状动脉病、脑血管疾病患者慎用,如需使用,应严格掌握适应证,加强监测。

不良反应 ▶ 腹痛、腹泻、恶心、呕吐、腹胀、腹部不适、呃逆等;血压升高、心律失常、心绞痛、心动过速等;头晕、头痛、精神障碍等;胸闷、呼吸困难、呼吸急促等;全身不适、严重过敏样反应、低钠血症等。

相互作用 ▶

1) 环丙烷等碳氢化合物吸入全麻时,使用缩宫素可导致产妇出现低血压、窦性心动过缓和/或房室节律失常。

2) 其他宫缩药与缩宫素同时用,可使子宫张力过高,产生子宫破裂和/或宫颈撕裂。

规格 ▶ 垂体后叶素注射液:1 ml(6 U)/支。

◈ 108. 特利加压素

药理作用 ▶ 特利加压素是人工合成的多肽,为垂体后叶分泌激素的类似物。注射给药后,它的三甘氨酰基会被体内酶切断而缓慢释放出活性物质如加压素,对平滑肌产生收缩作用,可持续 10 h。加压素主要有两个方面的作用:一是明显的收缩血管作用,因而减少静脉血流流向肝门静脉系统,以降低门静脉血压,具有止血作用;其二,能作用于肾脏上的某些受体,防止尿液中水分的过度流失,具有抗遗尿功能。

适应证 ▶ 用于治疗食管静脉曲张出血。

用法用量 ▶ 静脉注射。

1) 给药剂量:对急性食管静脉曲张出血,起始注射用量为 2 mg。每 1 mg 注射粉针剂用 5 ml 氯化钠注射液溶解,缓慢进行静脉注射(超过 1 min),同时对血压及心率监测。

2) 维持剂量:每 4 h 静脉给药 1～2 mg,延续 24～

36 h,直至出血得到控制。建议最大剂量 120～150 μg/
(kg・d)。

注意事项 ▶

1) 本品对平滑肌有收缩作用,孕妇禁用。

2) 本品的增压与抗利尿作用虽较赖氨酸加压素及精
氨酸加压素低,但高血压、心脏功能紊乱或肾功能不全者
仍应慎用。

3) 使用时应经常对患者血压及血清中钠、钾平衡进
行监测。

不良反应 ▶

1) 由于具有收缩血管作用,患者会出现面部和体表
苍白,以及血压轻微升高(高血压患者较为明显)。

2) 少数患者会出现心律失常,心动变缓和冠状动脉
供血不足。偶见头痛或出现局部坏死。可引起腹痛、恶
心、腹泻等。

3) 个别病例可能出现支气管肌肉痉挛导致呼吸
困难。

4) 可能会出现子宫肌肉痉挛,子宫肌肉和子宫内膜
的血液循环障碍。

5) 虽然特利加压素抗利尿活性仅为天然加压素的
3%,但曾报道有极个别病例出现低钠血症和低钙血症,
尤其是体液失衡患者。

相互作用 ▶

1) 非选择性 β 阻滞剂对门静脉的降压作用会因联用
本品而加强。

2) 应用含有静脉镇痛麻醉成分的药物(如异丙酚、舒

芬太尼)可降低心率和输出量,同时使用本品可能导致严重心动过缓。

规格 ▶ 注射用特利加压素:1 ml(相当于 0.86 mg 特利加压素)/支。

◈ 109. 去氨加压素

药理作用 ▶

1)去氨加压素,与天然激素精氨酸加压素的结构类似。它与精氨酸加压素的区别,主要是对半胱氨酸作脱氨基处理和以 D-精氨酸取代 L-精氨酸。这些结构改变后,使临床剂量的去氨加压素的作用时间延长,而不产生加压的副作用。

2)按每千克体重 0.3 μg 静脉注射醋酸去氨加压素,使血浆中凝血因子Ⅷ(Ⅷ:C)的活力增加 2～4 倍;该剂量也增加血管性血友病抗原因子(vWF:Ag),同时释放出组织型纤维蛋白溶酶原激活剂(t-PA)。

3)因尿毒症、肝硬化、先天性或用药诱发血小板功能障碍,以及不明病因引起的出血时间过长,在给药后可缩短出血时间或使出血时间正常化。

适应证 ▶

1)在介入性治疗或诊断性手术前,使延长的出血时间缩短或恢复正常;适用于先天性或药物诱发的血小板功能障碍、尿毒症、肝硬化及不明病因所致出血时间延长的患者。

2)对本品试验剂量呈阳性反应的轻度甲型血友病及

血管性血友病的患者,可用于控制及预防小型手术时的出血。在个别情况下,本品甚至会对中度病情的患者产生疗效。本品禁用于ⅡB型血管性血友病患者。

3)中枢性尿崩症。

4)肾尿液浓缩功能试验。

用法用量 ►

1)控制出血或手术前预防出血:按体重 0.3 μg/kg 的剂量,用生理盐水稀释到 50～100 ml,在 15～30 min 内静脉滴注;若效果显著,可间隔时间为 6～12 h 重复给药 1～2 次;若再次重复给药可能会降低疗效。

2)中枢性尿崩症:静脉注射的常用剂量:成人 1～2 次/d,1～4 μg/次;一岁以上儿童 1～2 次/d,0.1～1 μg/次;由于一岁以下儿童的用药经验有限,建议首剂量为 0.05 μg,然后根据患者的尿量和电解质状态进行调整。

3)肾尿液浓缩功能试验:成人肌内注射或皮下注射的常用剂量为 4 μg;一岁以上的儿童剂量为 1～2 μg;一岁以下的婴儿剂量为 0.4 μg。

注意事项 ►

1)下列患者禁用本品:①习惯性及精神性烦渴症者;②不稳定性心绞痛患者;③代偿失调的心功能不全患者;④ⅡB型血管性血友病的患者;⑤需服用利尿剂的其他疾病患者。

2)本品不能缩短因血小板明显减少而引起的出血时间延长。

不良反应 ►

1)头痛、胃痛及恶心、眩晕、过敏反应等。

2）使用本品时若不限制饮水可能会引起水潴留/低钠血症及其并发症状。

相互作用 ▶ 一些可引起释放抗利尿激素的药物,如三环类抗抑郁剂、氯丙嗪、卡马西平等,可增加抗利尿作用和增加水潴留的危险。

规格 ▶ 醋酸去氨加压素注射液:1 ml(15 μg)/支、1 ml(4 μg)/支。

◈ **110. 多巴胺**

药理作用 ▶ 激动肾上腺素受体和多巴胺受体。

1）小剂量:按体重 0.5～2 μg/(kg·min),主要作用于多巴胺受体,使肾及肠系膜血管扩张,肾血流量及肾小球滤过率增加,尿量及钠排泄量增加。

2）小到中等剂量:按体重 2～10 μg/(kg·min),直接激动 β_1 受体及间接促使去甲肾上腺素自储藏部位释放,对心肌产生正性应力作用,使心肌收缩力及心排血量增加,最终使心排血量增加、收缩压升高、脉压可能增大,舒张压无变化或有轻度升高,外周总阻力常无改变,冠脉血流及耗氧改善。

3）大剂量:按体重＞10 μg/(kg·min),激动 α 受体,导致周围血管阻力增加,肾血管收缩,肾血流量及尿量反而减少,由于心排血量及周围血管阻力增加,致使收缩压及舒张压均增高。

用法用量 ▶

1）成人常用量:静脉注射开始时按体重 1～5 μg/

（kg·min），10 min内以1～4 μg/（kg·min）速度递增。

2）慢性顽固性心力衰竭，静滴开始时，按体重0.5～2 μg/（kg·min）逐渐递增。多数患者按1～3 μg/（kg·min）给药即可生效。

3）闭塞性血管病变患者，静滴开始时按1 μg/（kg·min），逐渐增至5～10 μg/（kg·min），直到20 μg/（kg·min）。

4）危重病例，先按5 μg/（kg·min）滴注，然后以5～10 μg/（kg·min）递增至20～50 μg/（kg·min），或本品20 mg加入5%葡萄糖注射液200～300 ml中静滴，开始时按75～100 μg/min滴入，以后根据血压情况，可加快速度和加大浓度。

5）最大剂量不超过500 μg/min。

注意事项 ▸

1）交叉过敏反应：对其他拟交感胺类药高度敏感的患者，可能对本品也异常敏感。

2）嗜铬细胞瘤患者不宜使用。

3）闭塞性血管病（或有既往史者），包括动脉栓塞、动脉粥样硬化、血栓闭塞性脉管炎、冻伤（如冻疮）、糖尿病性动脉内膜炎、雷诺病等慎用。

4）孕妇应用时必须权衡利弊。

不良反应 ▸ 常见有胸痛、呼吸困难、心悸、心律失常（尤其用大剂量）、全身软弱无力感等。过量时可出现血压升高，此时应停药，必要时给予α受体阻滞剂。

相互作用 ▸

1）与硝普钠、异丙肾上腺素、多巴酚丁胺合用，注意心排血量的改变,比单用本品时反应不同。

2)大剂量多巴胺与 α 受体阻滞剂如酚苄明、酚妥拉明、妥拉唑啉等同用,后者的扩血管效应可被本品的外周血管的收缩作用拮抗。

3)与全麻药(尤其是环丙烷或卤代碳氢化合物)合用,由于后者可使心肌对多巴胺异常敏感,可引起室性心律失常。

4)与 β 受体阻滞剂同用,可拮抗多巴胺对心脏的 $β_1$ 受体作用。

5)与硝酸酯类同用,可减弱硝酸酯的抗心绞痛及多巴胺的升压效应。

6)与利尿药同用,一方面由于本品作用于多巴胺受体扩张肾血管,使肾血流量增加,可增加利尿作用;另一方面本品自身还有直接的利尿作用。

7)与胍乙啶同用时,可加强多巴胺的加压效应,使胍乙啶的降压作用减弱,导致高血压及心律失常。

8)与三环类抗抑郁药同时应用,可能增加多巴胺的心血管作用,引起心律失常、心动过速、高血压。

9)与单胺氧化酶抑制剂同用,可延长及加强多巴胺的效应;已知本品是通过单胺氧化酶代谢,在给多巴胺前 2～3 周曾接受单胺氧化酶抑制剂的患者,初量至少减到常用剂量的 1/10。

10)与苯妥英钠同时静注可产生低血压与心动过缓。在用多巴胺时,如必须用苯妥英钠抗惊厥治疗时,则须考虑两药交替使用。

规格 ► 多巴胺注射液:2 ml(20 mg)/支。

◈ 111. 多巴酚丁胺

药理作用 ▶ 本品为心脏选择性 β_1 肾上腺素受体激动药。与多巴胺不同,本药直接作用于心脏,并非间接通过内源性去甲肾上腺素的释放发挥作用。

用法用量 ▶ 起始剂量可能为 $100\sim200\,\mu g/min$,随后逐渐增加到 $1000\sim2000\,\mu g/min$ 或更高,取决于每位患者的临床及血液动力学的反应。

注意事项 ▶ 除非潜在的效益超过了对胎儿潜在的威胁,否则妊娠期间不得使用盐酸多巴酚丁胺。

不良反应 ▶

1)患有心房扑动或心房颤动的患者可能会发生快速的心室反应。

2)极少数情况下,引发室性心动过速或室颤。

3)有的过敏反应与盐酸多巴酚丁胺有关。

相互作用 ▶ 联用 β 肾上腺素能受体拮抗剂,可能减弱盐酸多巴酚丁胺的效能。

规格 ▶ 盐酸多巴酚丁胺注射液:$2\,ml(20\,mg)/$支。

◈ 112. 硝酸甘油

药理作用 ▶ 释放一氧化氮(NO),激活鸟苷酸环化酶,使平滑肌和其他组织内的环鸟苷酸(cGMP)增多,导致肌球蛋白轻链去磷酸化,调节平滑肌收缩状态,引起血管扩张。

用法用量 ▶ 静脉滴注,开始剂量为 5 μg/min。用于降低血压或治疗心力衰竭,可每 3～5 min 增加 5 μg/min,如在 20 μg/min 时无效可以 10 μg/min 递增,以后可 20 μg/min。根据个体的血压、心率和其他血流动力学参数来调整用量。

注意事项 ▶

1) 禁用于心肌梗死早期(有严重低血压及心动过速时)、严重贫血、青光眼、颅内压增高和已知对硝酸甘油过敏的患者。

2) 禁用于使用枸橼酸西地那非的患者,后者增强硝酸甘油的降压作用。

3) 可加重肥厚梗阻型心肌病引起的心绞痛。

4) 如果出现视力模糊或口干,应停药。

5) 许多塑料输液器可吸附硝酸甘油,因此应采用非吸附本品的输液装置,如玻璃输液瓶等。

6) 静脉使用本品时须采用避光措施。

不良反应 ▶ 头痛、眩晕、虚弱、心悸和其他直立性低血压、面红、药疹等。

相互作用 ▶

1) 中度或过量饮酒时,使用本药可致低血压。

2) 与降压药或血管扩张药合用可增强硝酸盐的致直立性低血压作用。

3) 枸橼酸西地那非加强有机硝酸盐的降压作用。

4) 与乙酰胆碱、组胺及拟交感胺类药合用时,疗效可能减弱。

5) 与其他拟交感类药如去氧肾上腺素、麻黄碱或肾上腺素同用时可能降低心绞痛的效应。

规格 ▶ 硝酸甘油注射液:1 ml(5 mg)/支。

◈ 113. 乌拉地尔

药理作用 ▶ 本品具有外周与中枢双重作用,通过阻断血管突触 α_1 受体,解除交感神经对血管张力的影响;同时兴奋中枢 5 -羟色胺 IA 受体,抑制交感神经反馈调节,从而共同达到降压目的,并能防止反射性的心率增快。

适应证 ▶ 用于治疗:高血压危象(如血压急剧升高);重度和极重度高血压;难治性高血压;控制围手术期高血压。

用法用量 ▶ 缓慢静注 10～50 mg,监测血压变化,降压效果应在 5 min 内出现。若效果不够满意,可重复用药。

注意事项 ▶

1)主动脉狭部狭窄或动静脉分流患者(血液动力学无效的透析分流除外)禁用。

2)静脉输液的最大药物浓度为 4 mg/ml。

3)静脉点滴或用输液泵输入速度根据患者的血压酌情调整。推荐初始速度为 2 mg/min,维持速度为 9 mg/h。

4)血压下降的程度由前 15 min 内输入的药物剂量决定,然后用低剂量维持。疗程一般不超过 7 d。

5)对于孕妇,仅在绝对必要的情况下方可使用本药。

6)儿童很少使用本药,目前尚缺乏这方面的资料。

不良反应 ▶ 头痛头晕、恶心、呕吐、出汗、烦躁、乏力、心悸、心律不齐、上胸部压迫感、呼吸困难等,过敏反应少见。

相互作用 ▶ 若同时使用其他抗血压药物,饮酒或患者存在血容量不足的情况,如腹泻、呕吐、可增强本品的降压作用。同时应用西咪替丁,可使本品的血药浓度上升,最高达 15%。

规格 ▶ 乌拉地尔注射液:5 ml(25 mg)/支。

◇ 114. 酚妥拉明

药理作用 ▶ 短效的非选择性 α 受体(α_1、α_2)阻滞剂、能拮抗血液循环中肾上腺素和去甲肾上腺素的作用,使血管扩张而降低周围血管阻力;拮抗儿茶酚胺效应,用于诊治嗜铬细胞瘤,但对正常人或原发性高血压患者的血压影响甚少;能降低外周血管阻力,使心脏后负荷降低,左心室舒张末压与肺动脉压下降,心搏出量增加,可用于治疗心力衰竭。

用法用量 ▶

1) 成人常用量

① 用于酚妥拉明试验,静脉注射 5 mg(0.5 支),也可先注入 1 mg,若反应阴性,再给 5 mg(0.5 支),如此假阳性的结果可以减少,也降低血压剧降的危险性。

② 用于防止皮肤坏死,在每 1 000 ml 含去甲肾上腺素溶液中加入本品 10 mg(1 支)作静脉滴注,作为预防之用。已经发生去甲肾上腺素外溢,用本品 5 ~ 10 mg

(0.5～1 支)加 10 ml 氯化钠注射液作局部浸润,此法在外溢后 12 h 内有效。

③ 成人常用量:用于嗜铬细胞瘤手术,术时如血压升高,可静脉注射 2～5 mg 或滴注 0.5～1 mg/min,以防肿瘤手术时出现高血压危象。

④ 用于心力衰竭时减轻心脏负荷,静脉滴注 0.17～0.4 mg/min。

2)小儿常用量

① 用于酚妥拉明试验,静脉注射,1 mg/次,也可按体重 0.15 mg/kg 或按体表面积 3 mg/m² 给药。

② 用于嗜铬细胞瘤手术,术中血压升高时可静脉注射 1 mg,也可按体重 0.1 mg/kg 或按体表面积 3 mg/m² 给药,必要时可重复或持续静脉滴注。

注意事项 ▶

1)严重动脉硬化及肾功能不全者,低血压、冠心病、心肌梗死者以及胃炎或胃溃疡患者禁用。

2)作酚妥拉明试验时,降压药、巴比妥类、鸦片类镇痛药、镇静药都可以造成酚妥拉明试验假阳性,故试验前 24 h 应停用;用降压药必须待血压回升至治前水平方可给药。

不良反应 ▶ 常见:直立性低血压、心动过速、心律失常、鼻塞、恶心、呕吐等。较少见:晕厥、乏力等。

相互作用 ▶

1)与拟交感胺类药同用,使后者的周围血管收缩作用抵消或减弱。

2)与胍乙啶同用,直立性低血压或心动过缓的发生率增高。

3）与二氮嗪同用,使二氮嗪抑制胰岛素释放的作用受抑制。

4）苯巴比妥类、格鲁米特(导眠能)等加强本品降压作用。

5）忌与铁剂配伍。

规格 ▶ 甲磺酸酚妥拉明注射液:1 ml(10 mg)/支。

◈ 115. 去乙酰毛花苷

药理作用 ▶

1）正性肌力作用:本品选择性地与心肌细胞膜 Na^+-K^+-ATP 酶结合而抑制该酶活性,使肌膜上 Na^+、Ca^{2+} 交换趋于活跃,心肌细胞内 Ca^{2+} 浓度增高,增加心肌收缩力。

2）负性频率作用:增强迷走神经张力,因而减慢心率、延缓房室传导。此外,小剂量时提高窦房结对迷走神经冲动的敏感性,可增强其减慢心率作用。由于其负性频率作用,使舒张期相对延长,有利于增加心肌血供;大剂量(通常接近中毒量)则可直接抑制窦房结、房室结和希氏束而呈现窦性心动过缓和不同程度的房室传导阻滞。

3）心脏电生理作用:通过对心肌电活动的直接作用和对迷走神经的间接作用,降低窦房结自律性;提高普肯野纤维自律性;减慢房室结传导速度,延长其有效不应期,导致房室结隐匿性传导增加,可减慢心房纤颤或心房扑动的心室率;由于本药缩短心房有效不应期,当用于房性心动过速和房扑时,可能导致心房率的加速和心房扑动转为心房纤颤;缩短普肯野纤维有效不应期。

用法用量 ▶

1)成人常用量:用 5% 葡萄糖注射液稀释后缓慢注射,首剂 0.4~0.6 mg 以后每 2~4 h 可再给 0.2~0.4 mg,总量 1~1.6 mg。

2)小儿常用量:按下列剂量分 2~3 次,间隔 3~4 h给药。早产儿和足月新生儿或肾功能减退、心肌炎患儿,肌内或静脉注射按体重 0.022 mg/kg;2 周~3 岁,按体重 0.025 mg/kg。

注意事项 ▶

1)禁用于以下情况:任何强心苷制剂中毒禁用;室性心动过速、心室颤动禁用;梗阻性肥厚型心肌病禁用,若伴收缩功能不全或心房颤动仍可考虑;预激综合征伴心房颤动或扑动禁用。

2)慎用于以下情况:低钾血症;不完全性房室传导阻滞;高钙血症;甲状腺功能低下;缺血性心脏病;急性心肌梗死早期;心肌炎活动期;肾功能损害。

3)地高辛中毒浓度为>2.0 ng/ml。如给予负荷量,需了解患者在 2~3 周之前是否服用过任何洋地黄制剂,如有洋地黄残余作用,需减少地高辛剂量,以免中毒。

4)强心苷剂量计算应按标准体重,因脂肪组织不摄取强心苷。

5)推荐剂量只是平均剂量,必须按照患者需要调整每次剂量。

6）肝功能不全者,应选用不经肝脏代谢的地高辛。

7）肾功能不全者,不宜应用地高辛,应选用洋地黄毒苷。

8）洋地黄化患者常对电复律极为敏感,应高度警惕。

9）透析不能从体内迅速去除本品。

10）在本品引起严重或完全性房室传导阻滞时,不宜补钾。

11）肾功能不全、老年及虚弱者在常用剂量及血药浓度时就可有中毒反应。

12）应静脉给药,因为肌内注射有明显局部反应,且作用慢、生物利用度差。

不良反应 ▶

1）新出现的心律失常,其中最常见的是室性早搏,约占心脏反应的 33%,其次为房室传导阻滞,阵发性或加速性、交界性心动过速,阵发性房性心动过速伴房室传导阻滞,室性心动过速、窦性停搏、心室颤动等。

2）常见:胃纳不佳或恶心、呕吐(刺激延髓中枢)、下腹痛、异常的无力、软弱。

3）少见:视力模糊或"黄视"(中毒症状)、腹泻、中枢神经系统反应如精神抑郁或错乱。

4）罕见:嗜睡、头痛及皮疹、荨麻疹(过敏反应)。

5）儿童中心律失常比其他反应多见,但室性心律失常比成人少见。新生儿可有 P-R 间期延长。

相互作用 ▶

1）与两性霉素 B、皮质激素或失钾利尿剂如布美他尼、依他尼酸等同用时,可引起低血钾而致洋地黄中毒。

2）与制酸药（尤其三硅酸镁）或止泻吸附药如白陶土、果胶、考来烯胺和其他阴离子交换树脂、柳氮磺吡啶或新霉素、对氨水杨酸同用时，可抑制洋地黄强心苷吸收而导致强心苷作用减弱。

3）与抗心律失常药、钙盐注射剂、可卡因、泮库溴胺、萝芙木碱、琥珀胆碱或拟肾上腺素类药同用时，可因作用相加而导致心律失常。

4）有严重或完全性房室传导阻滞且伴正常血钾者的洋地黄化患者不应同时应用钾盐，但噻嗪类利尿剂与本品同用时，常须给予钾盐，以防止低钾血症。

5）β受体阻滞剂与本品同用，有导致房室传导阻滞发生严重心动过缓的可能，应重视。但并不排除β受体阻滞剂用于洋地黄不能控制心室率的室上性快速心律失常。

6）与奎尼丁同用，可使本品血药浓度提高约一倍，提高程度与奎尼丁用量相关，甚至可达到中毒浓度，即使停用地高辛，其血药浓度仍继续上升，这是奎尼丁从组织结合处置换出地高辛，减少其分布容积之故。两药合用时应酌减地高辛用量 $1/2\sim1/3$。

7）与维拉帕米、地尔硫䓬、胺碘酮合用，由于降低肾及全身对地高辛的清除率而提高其血药浓度，可引起严重心动过缓。

8）螺内酯可延长本品半衰期，需调整剂量或给药间期，随访监测本品的血药浓度。

9）血管紧张素转换酶抑制剂及其受体拮抗剂可使本品血药浓度增高。

10）依酚氯胺与本品合用可致明显心动过缓。

11）吲哚美辛可减少本品的肾清除率，使本品半衰期延长，有中毒危险，需监测血药浓度及心电图。

12）与肝素同用，由于本品可部分抵消肝素的抗凝作用，需调整肝素用量。

13）洋地黄化时静脉用硫酸镁应极其谨慎，尤其是静注钙盐时，可发生心脏传导阻滞。

14）红霉素由于改变胃肠道菌群，可增加本品在胃肠道的吸收。

15）甲氧氯普胺因促进肠道运动而减少地高辛的生物利用度约 25%。普鲁本辛因抑制肠道蠕动而提高地高辛生物利用度约 25%。

16）禁与钙注射剂合用。

17）不宜与酸、碱类配伍。

规格 ▶ 去乙酰毛花苷注射液：2 ml（0.4 mg）/支。

◈ 116. 毒毛花苷 K（毒 K）

药理作用 ▶ 正性肌力作用，负性频率作用，减慢心率、延缓房室传导，降低窦房结自律性；提高普肯野纤维自律性；减慢房室结传导速度，延长其有效不应期；缩短心房有效不应期；缩短普肯野纤维有效不应期。

用法用量 ▶

1）静脉注射：成人常用量，首剂 0.125～0.25 mg，加入等渗葡萄糖液 20～40 ml 内缓慢注入（时间不少于 5 min），2 h 后按需要重复再给一次 0.125～0.25 mg，总量 0.25～0.5 mg/d。极量，静脉注射 0.5 mg/次，1 mg/d。病

情好转后,可改用洋地黄口服制剂。成人致死量为
10 mg。

2) 小儿常用量:按体重 0.007~0.01 mg/kg 或按体
表面积 0.3 mg/m²,首剂给予一半剂量,其余分成几个相
等份,间隔 0.5~2 h 给药。

注意事项 ▶

1) 毒性剧烈,过量时可引起严重心律失常,本品成人
致死量为 10 mg。

2) 禁用于以下情况:任何强心苷制剂中毒患者禁用;
室性心动过速、心室颤动禁用;梗阻性肥厚型心肌病禁
用,若伴收缩功能不全或心房颤动仍可考虑;预激综合征
伴心房颤动或扑动禁用;Ⅱ°以上 AVB(房-室传导阻滞)
禁用;急性心肌炎、感染性心内膜炎、晚期心肌硬化等患
者忌用。

3) 已用全效量洋地黄者禁用,停药 7 d 后慎用。

4) 慎用于:低钾血症;不完全性房室传导阻滞;高钙
血症;甲状腺功能低下;缺血性心脏病;急性心肌梗死早
期;活动性心肌炎;肾功能损害;房室早搏者。

5) 用药期间忌用钙剂。

6) 强心苷剂量计算应按标准体重,脂肪组织不摄取
强心苷。

7) 推荐剂量只是平均剂量,必须按照患者需要调整
每次剂量。

8) 强心苷化患者,对电复律极为敏感,应高度警惕。

9) 透析不能从体内迅速去除本品。

10) 在本品引起严重或完全性房室传导阻滞时,不宜
补钾。

不良反应 ▶

1）常见的不良反应包括：新出现的心律失常、胃纳不佳或恶心、呕吐（刺激延髓中枢）、下腹痛、明显的无力、软弱等。

2）少见的反应包括：视力模糊或"黄视"（中毒症状）、腹泻、中枢神经系统反应如精神抑郁或错乱等。

3）罕见的反应包括：嗜睡、头痛及皮疹、荨麻疹（过敏反应）等。

4）中毒表现中，心律失常最重要，最常见为室性早搏，约占心脏不良反应的 33%。其次为房室传导阻滞，阵发性或加速性交界区心动过速，阵发性房性心动过速伴房室传导阻滞，室性心动过速、心室颤动、窦性停搏等。儿童中心律失常比其他反应多见，但室性心律失常比成人少见。新生儿可有 P-R 间期延长。

相互作用 ▶

1）与两性霉素 B、皮质激素或失钾利尿剂如布美他尼、依他尼酸（利尿酸）等同用时，可引起低血钾而致洋地黄中毒。

2）与抗心律失常药、钙盐注射剂、可卡因、泮库溴胺、萝芙木碱、琥珀胆碱或拟肾上腺素类药同用时，可因作用相加而导致心律失常。

3）血钾正常的严重或完全性房室传导阻滞的洋地黄化患者不应同时应用钾盐，噻嗪类利尿剂与本品同用时，常须给予钾盐，以防止低钾血症。

4）应注意 β 受体阻滞剂与本品同用，有导致房室传导阻滞发生严重心动过缓的可能。但并不排除洋地黄不能控制心室率的室上性快速心律失常时应用 β 受体阻滞剂。

5）与奎尼丁同用，可使本品血药浓度提高约一倍，提高程度与奎尼丁用量相关，甚至可达到中毒浓度。

6）与维拉帕米、地尔硫草、胺碘酮合用，由于降低肾及全身对强心苷的清除率而提高其血药浓度，可引起严重心动过缓。

7）螺内酯可延长本品半衰期，需调整剂量或给药间期，监测本品的血药浓度。

8）血管紧张素转换酶抑制剂及其受体拮抗剂可使本品血药浓度增高。

9）依酚氯铵（腾喜龙）与本品合用可致明显心动过缓。

10）吲哚美辛可减少本品的肾清除，使本品半衰期延长，有中毒危险，需监测血药浓度及心电图。

11）与肝素同用，由于本品可能部分抵消肝素的抗凝作用，需调整肝素用量。

12）应用本品时静脉注射硫酸镁应极其谨慎，尤其是静注钙盐时，可发生心脏传导阻滞。

13）不宜与碱性溶液配伍。

规格 ▶ 毒毛花苷 K 注射液：1 ml(0.25 mg)/瓶。

◈ **117. 左西孟旦**

药理作用 ▶ 本品是钙增敏剂。在心衰患者中，左西孟旦的正性肌力和扩血管作用可以使心肌收缩力增强，降低前后负荷,而不影响其舒张功能。本品可通过使ATP敏感的K^+通道开放而产生血管舒张作用,使得冠状动脉阻力血管和静脉容量血管舒张,从而改善冠脉的血流供应。

适应证 ▶ 本品适用于传统治疗(利尿剂、血管转换酶抑制剂和洋地黄类)疗效不佳,并且需要增加心肌收缩力的急性失代偿心力衰竭的短期治疗。

用法用量 ▶

1)仅用于静脉输注,治疗的初始负荷剂量为 $6\sim12\,\mu g/kg$,时间应 $>10\,min$,之后应持续输注 $0.1\,\mu g/(kg\cdot min)$。

2)左西孟旦不能用于儿童或 18 岁以下青少年。

注意事项 ▶

1)禁用于以下情况:显著影响心室充盈或/和射血功能的机械性阻塞性疾病禁用;严重的肝、肾(肌酐清除率 $<30\,ml/min$)功能损伤的患者禁用;严重低血压和心动过速患者禁用;有尖端扭转型室性心动过速(TdP)病史的患者禁用。

2)对于冠状动脉缺血发病期、任何原因的长 QTc 间期患者,或同时使用延长 QTc 间期药物者,应谨慎使用本品,并应进行心电图监测。

3)左西孟旦用于心源性休克的研究尚未进行。没有以下疾病使用本品的信息:限制型心肌病、肥厚型心肌病、严重二尖瓣关闭不全、心肌破裂、心脏压塞、右心室梗死和 3 个月内有潜在致命性心律失常的患者。

4)本品用于术后心衰、待进行心脏移植的严重心衰患者的经验较少。

5）没有左西孟旦用于孕妇的经验。

6）过量使用左西孟旦会导致低血压和心动过速。

不良反应 ▶

1）发生率≥10%：头痛、低血压和室性心动过速等。

2）发生率为 1%～10%：低钾血症、失眠、头晕、心动过速、室性早搏、心衰、心肌缺血、早搏、恶心、便秘、腹泻、呕吐、血红蛋白减少等。

相互作用 ▶

1）由于左西孟旦有引起低血压的风险，与其他血管活性药物同时输注时应谨慎。

2）使用 β 阻滞剂的患者同时应用本品并不影响疗效。

3）同时使用左西孟旦与单硝酸异山梨酯时发生直立性低血压的反应明显增强。

规格 ▶ 左西孟旦注射液：5 ml(12.5 mg)/支。

◈ 118. 米力农

药理作用 ▶ 正性肌力药物和血管扩张剂，心肌和血管平滑肌 cAMP 磷酸二酯酶第三峰同工酶的选择性抑制剂。

适应证 ▶ 适用于急性失代偿性心力衰竭患者的短期静脉治疗。

用法用量 ▶ 给予负荷剂量后，持续静脉滴注（维持剂量）。

1）负荷剂量：50 μg/kg，缓慢给药，在 10 min 内注入，见表 8 - 1。

2）维持剂量：静脉滴注，见表 8 - 2。

3）肾功能损害患者的剂量调整，见表 8 - 3。

表 8 - 1　根据患者体重计算的米力农负荷剂量

患者体重(kg)	30	40	50	60	70	80	90	100	110	120
负荷剂量(ml)	1.5	2.0	2.5	3.0	3.5	4.0	4.5	5.0	5.5	6.0

表 8 - 2　米力农维持剂量

维持剂量	输液速度[μg/(kg·min)]	一天总剂量(24 h, mg/kg)	
最小维持剂量	0.375	0.59	
标准维持剂量	0.50	0.77	持续静脉滴注
最大维持剂量	0.75	1.13	

表 8 - 3　肾功能不全患者的米力农剂量调整

肌酐清除率(ml/min)	输液速度[μg/(kg·min)]
5	0.20
10	0.23
20	0.28
30	0.33
40	0.38
50	0.43

注意事项 ▶

1）米力农不能用于严重梗阻性主动脉瓣或肺动脉瓣

性疾病,应代之以外科手术解除梗阻。米力农可能会加重主动脉下肥厚狭窄引起的流出道梗阻。

2)在接受治疗的高危人群中,可观察到室性和室上性心律失常。可增加室性异位搏动,包括非持续性室上性心动过速。多种药物的应用和合用,可增加充血性心力衰竭本身引起心律失常的潜在危险。

3)可轻度缩短房室的传导时间,表明其可能提高那些没有使用洋地黄治疗的心房扑动或心房颤动患者的心室率。

4)米力农治疗过程中,应监测血压和心率,如发现血压过度降低,应减慢输液速度或停止输液。

5)在获得急性心肌梗死患者应用该类药物的临床经验之前,不推荐应用。

6)在应用米力农期间应注意监测体液和电解质变化及肾功能。

7)在妊娠期,只有当确定应用的益处大于对胎儿的危险时,方可应用米力农。

8)本品对儿童使用的安全性和有效性尚未明确。

不良反应 ▸ 心律失常、低血压(2.9%),心绞痛/胸痛(1.2%)、头痛等。

相互作用 ▸ 当呋塞米加入含有米力农的注射液中,会迅速发生化学反应而出现沉淀。

规格 ▸ 米力农注射液:5 ml(5 mg)/支,10 ml(10 mg)/支。

◈ **119. 果糖二磷酸钠**

药理作用 ▸ 本品是糖酵解中间产物,在细胞中通过激活 5-磷酸果糖激酶、丙酮酸激酶及乳酸脱氢酶来调节酶促反应。

用法用量 ▶ 成人剂量：5～10 g/d，2 次/d。儿童剂量：70～160 mg/kg，1～2 次/d。

注意事项 ▶

1）静脉输注速度为 10 ml/min（1 g/min）。

2）遗传性果糖不耐症患者，对本品和果糖过敏者、高磷酸血症及肾衰竭患者禁用。

不良反应 ▶ 静脉输入速度超过 10 ml/min 时，患者可出现脸红、心悸、手足蚁感等。少见：过敏反应及过敏性休克等。

相互作用 ▶ 本品宜单独使用，尤其忌溶于碱性溶液和钙盐中。

规格 ▶ 果糖二磷酸钠注射液：50 ml（5 g）/瓶。

◆ **120. 磷酸肌酸钠**

药理作用 ▶ 本品在肌肉收缩的能量代谢中发挥重要作用。保持高能磷酸化合物的水平为各种限制心肌损伤方法的基本原则，同时也是心脏代谢保护的基础。

用法用量 ▶ 1 g/次，1～2 次/d，在 30～45 min 内静脉滴注。

注意事项 ▶

1）快速静脉注射 1 g 以上的磷酸肌酸钠可能会引起血压下降。

2）大剂量（5～10 g/d）给药引起大量磷酸盐摄入，可能会影响钙代谢和调节稳态的激素的分泌,影响肾功能和嘌呤代谢。

3)慢性肾功能不全患者禁止大剂量(5～10 g/d)使用本品。

规格 ▶ 注射用磷酸肌酸钠:0.5 g/瓶,1 g/瓶。

◈ 121. 辅酶 Q$_{10}$

药理作用 ▶ 在生物体内广泛存在,可作为细胞代谢和细胞呼吸激活剂,还是重要的抗氧化剂和非特异性免疫增强剂,促进氧化磷酸化反应,保护生物膜结构完整。

用法用量 ▶ 静脉滴注给药,5～10 mg/d。

注意事项 ▶

1)本品见光易分解,静脉滴注需在 2 h 内完成,长时间输注需采取避光措施。

2)儿童、孕妇及哺乳期妇女用药尚不明确。

不良反应 ▶ 胃部不适、食欲减退、恶心、腹泻,偶见荨麻疹、一过性心悸等。

相互作用 ▶ 尚不明确。

规格 ▶ 辅酶 Q$_{10}$ 氯化钠注射液:250 ml(辅酶 Q$_{10}$ 5 mg,氯化钠 2.25 g)。

◈ 122. 辅酶 A

药理作用 ▶ 参与体内乙酰化反应,对糖、脂肪、蛋白质代谢起重要作用。

用法用量 ▶ 静脉滴注。临用前用 5% 葡萄糖注射液 500 ml 溶解,50~200 U/次,50~400 U/d。滴注速度不宜过快。

注意事项 ▶

1) 急性心肌梗死患者禁用。

2) 对该药有过敏史禁用,过敏体质慎用。

3) 出现寒战、胸闷、呼吸困难、心悸、口唇发绀、血压下降等症状和体征应立即停药并及时治疗。

4) 溶解后如遇变色、结晶、浑浊、异物禁用。

不良反应 ▶ 寒战、胸痛、发热、疼痛、乏力、皮疹、瘙痒、出汗增加、潮红、恶心、呕吐、腹痛、腹泻、过敏(样)反应、输液反应、呼吸困难、喉头水肿、心悸、发绀、血压异常、头晕、头痛、肌肉不自主收缩、震颤等。

规格 ▶ 注射用辅酶 A:100 U/瓶。

◈ 123. 三磷酸腺苷二钠

药理作用 ▶ 参与体内脂肪、蛋白质、糖、核酸以及核苷酸的代谢,同时又是体内能量的主要来源。

用法用量 ▶ 静脉注射,10~20 mg/次,10~40 mg/d。

注意事项 ▶

1) 缓慢静注,以免引起头晕、头胀、胸闷、低血压。

2) 房窦综合征、窦房结功能不全者及老年人慎用或不用。

规格 ▶ 三磷酸腺苷二钠注射液:2 ml(20 mg)/支。

◈ **124. 肌苷**

药理作用 ▶ 本品直接透过细胞膜进入体细胞,活化丙酮酸氧化酶类,使处于低能缺氧状态下的细胞能继续顺利进行代谢,并参与人体能量代谢与蛋白质的合成。

用法用量 ▶ 静脉注射,200～600 mg/次,1～2 次/d。

注意事项 ▶ 不能与氯霉素、双嘧达莫、硫喷妥钠等注射液配伍。

不良反应 ▶ 静脉注射偶有恶心、颜面潮红等。

规格 ▶ 肌苷注射液:2 ml(0.1 g)/支。

◈◈◈ **参考文献** ◈◈◈

[1] 李俊.临床药理学[M].6 版.北京:人民卫生出版社,2018.
[2] 杨宝峰,陈建国.药理学[M].9 版.北京:人民卫生出版社,2018.

九、消化系统用药及微生态制剂

◈ 125. 艾司奥美拉唑

药理作用 ▶ 本品为 H^+/K^+ - ATP 酶（质子泵）抑制剂。

用法用量 ▶ 口服：20～40 mg，1 次/d。注射或滴注用药：20～40 mg，1 次/d。静脉注射应在 3 min 以上。静脉滴注应为 10～30 min。有指南推荐在消化道大出血时要超常规大剂量用药。

注意事项 ▶

1）质子泵抑制剂（PPIs）（如本品）可能会增加艰难梭菌相关性腹泻（CDAD）的风险。

2）长期服用会减少维生素 B_{12} 的吸收，增加低镁血症的发生，骨折的风险增加。

3）有肾功能损害的患者无须调整剂量。

4）轻到中度肝功能损害的患者无须调整剂量。对于严重肝功能损害的患者，本品的剂量一般不超过 20 mg/d。

5）PPIs 在 pH 较高的 0.9%氯化钠注射液中比在相对酸性的 5%葡萄糖注射液中更为稳定。因此，本品宜用生理盐水配置。

不良反应 ▸

1）发生频率≥1％的不良反应有：头痛、胃肠道症状、便秘和口干等。

2）肝肾功能指标改变、电解质指标改变等。

相互作用 ▸ 艾司奥美拉唑广泛地在肝脏中经 CYP2C19 和 CYP3A4 代谢，抑制 CYP2C19。

1）干扰抗反转录病毒药物治疗。本品会降低阿扎那韦和奈非那韦浓度，增加沙奎那韦浓度。

2）生物利用度受胃 pH 影响的药物（如酮康唑、依曲康唑、阿扎那韦、铁盐和地高辛），艾司奥美拉唑可影响其吸收。

3）与经 CYP2C19 代谢的药物（如地西泮、西酞普兰、丙米嗪、氯米帕明、苯妥英钠等）联用时，这些药物的血浆浓度可被升高，可能需要降低剂量。与 CYP3A4 抑制剂克拉霉素及与 CYP2C19 和 CYP3A4 的抑制剂伏立康唑联用时，艾司奥美拉唑血药浓度可被升高。

4）与 CYP2C19 或 CYP3A4 诱导剂贯叶连翘或利福平联用，艾司奥美拉唑血药浓度可降低。

5）与氯吡格雷联用，降低氯吡格雷活性代谢产物的血浆浓度。

规格 ▸ 艾司奥美拉唑肠溶片：20 mg/片；注射剂 40 mg/支。

◈ **126. 奥美拉唑**

药理作用 ▸ 本品为 H^+/K^+ - ATP 酶（质子泵）抑制

剂（PPIs）之一。

用法用量 ▶

1）口服：胃溃疡、十二指肠溃疡、胃食管反流病：20 mg/次，1～2 次/d。卓-艾氏综合征（胃泌素瘤）：60 mg/次，1 次/d，以后每日总剂量可根据病情调整为20～120 mg。若一日总剂量需超过 80 mg 时，应分 2 次服用。

2）注射：40 mg/次，1～2 次/d。卓-艾氏综合征患者剂量应个体化，推荐静脉滴注 60 mg 作为起始剂量，1 次/d，当每日剂量超过 60 mg 时分 2 次给药。

注意事项 ▶

1）PPIs 治疗可能会增加艰难梭菌相关性腹泻（CDAD）的风险。

2）长期服用本品会减少维生素 B_{12} 的吸收，增加低镁血症的发生，增加骨折风险，可能会导致胃肠道感染风险轻微升高，如沙门菌和弯曲杆菌感染。

3）本品妊娠用药分级为 C 级。

4）配制的奥美拉唑溶液不应与其他药物混合或在同一输液装置中合用。

5）生物利用度受胃 pH 影响的药物（如三唑类的泊沙康唑、酮康唑、伊曲康唑和酪氨酸激酶抑制剂的厄洛替尼等），奥美拉唑可影响其吸收。

不良反应 ▶ 最常见的不良反应（发生率为 1%～10%）包括：头痛、腹痛、便秘、腹泻、胃肠胀气、恶心、呕吐等。

相互作用 ▶ 奥美拉唑是一种中等强度的 CYP2C19抑制剂，奥美拉唑可通过 CYP2C19 和 CYP3A4 代谢。

1）对抗血小板药的影响：本品可降低氯吡格雷活性代谢产物的血浆浓度。

2）对抗肿瘤药的影响：本品与高剂量甲氨蝶呤联用时会导致甲氨蝶呤中毒。

3）与华法林和其他维生素 K 拮抗剂、西洛他唑、地西泮和苯妥英钠等联用时，这些药物的血浆浓度可被升高，可能需要降低剂量。

4）对免疫抑制药的影响：本品可使他克莫司的血药浓度升高。

5）对抗病毒药物影响：本品会降低阿扎那韦和奈非那韦浓度，增加沙奎那韦浓度。

6）CYP2C19 或 CYP3A4 诱导剂（如贯叶连翘或利福平）可显著降低奥美拉唑的血药浓度。

7）CYP2C19 或 CYP3A4 抑制剂（如克拉霉素、伏立康唑）可显著升高奥美拉唑的血药浓度。

规格 ▶ 奥美拉唑肠溶胶囊：20 mg/粒；注射剂：40 mg/支。

◈ **127. 兰索拉唑**

药理作用 ▶ 本品为 H^+/K^+ - ATP 酶（质子泵）抑制剂。

用法用量 ▶ ①口服：1 次/d，30 mg/次。②注射：2 次/d，30 mg/次。

注意事项 ▶

1）本品静滴使用时应配有孔径为 $1.2\,\mu m$ 的过滤器，使用专用的输液器,不得与其他药物共用。

2)肝功能障碍者及高龄者可能使本药代谢、排泄延迟,慎用。

3)长期服用会减少维生素 B_{12} 的吸收,增加低镁血症的发生,增加骨折风险,可能会导致胃肠道感染风险轻微升高,如沙门菌和弯曲杆菌感染。

4)生物利用度受胃 pH 影响的药物(如三唑类的泊沙康唑、酮康唑、伊曲康唑和酪氨酸激酶抑制剂的厄洛替尼等),兰索拉唑可影响其吸收。

不良反应 ▶ 常见不良反应包括头痛、头晕、困倦、纳差、腹部不适、腹泻、谷丙转氨酶(ALT)升高、外周血白细胞(WBC)下降、肾功能异常、输液局部轻度刺激反应、过敏、皮疹等。

相互作用 ▶

1)对镇静催眠药的影响:本品会延迟地西泮及苯妥英钠的代谢与排泄。

2)对解热镇痛药的影响:本品可使对乙酰氨基酚的血药浓度峰值升高,达峰时间缩短。

3)对抗病毒药的影响:本品会降低阿扎那韦和奈非那韦浓度。

4)对免疫抑制药的影响:可使他克莫司的血药浓度升高。

5)对支气管扩张药的影响:可使茶碱的血药浓度下降。

6)对抗肿瘤药的影响:本品与高剂量甲氨蝶呤联用时会导致甲氨蝶呤中毒。

规格 ▶ 兰索拉唑肠溶片:15 mg/片;注射剂:30 mg/支。

◈ **128. 艾普拉唑**

药理作用 ▶ 本品为 H^+/K^+ – ATP 酶(质子泵)抑制剂。

用法用量 ▶

1)口服:十二指肠溃疡,5~10 mg/次,1 次/d。反流性食管炎,10 mg/次,1 次/d。

2)注射:静脉滴注:起始剂量 20 mg,后续 10 mg/次,1 次/d,连续 3 d。疗程结束后,可根据情况改为口服治疗。

注意事项 ▶

1)本品抑制胃酸分泌作用强,对于一般消化性溃疡等疾病,不宜长期大剂量服用。

2)长期服用会减少维生素 B_{12} 的吸收,增加低镁血症的发生,增加骨折风险,可能会导致胃肠道感染风险轻微升高,如沙门菌和弯曲杆菌感染。

3)不建议孕妇及哺乳期妇女服用。婴幼儿禁用。

4)本品注射剂型仅可溶于 0.9%氯化钠注射液中,不应与其他药物混合或在同一输液装置中合用。

5)本品注射剂型仅供静脉滴注,禁止肌内注射。

6)生物利用度受胃 pH 影响的药物(如三唑类的泊沙康唑、酮康唑、伊曲康唑和酪氨酸激酶抑制剂的厄洛替尼等),艾普拉唑可影响其吸收。

不良反应 ▶ 腹泻(2.4%)、头痛头晕(2.4%)、肝功能异常(ALT、AST 升高,1.8%)。

相互作用 ▶ 本品会降低抗病毒药(如阿扎那韦和奈非那韦)的浓度。

规格 ▶ 艾普拉唑肠溶片:5 mg/片;注射剂:10 mg/支。

◈ 129. 伏诺拉生

药理作用 ▶ 本品以钾离子竞争性方式可逆性抑制 H^+/K^+-ATP 酶活性,可长时间停留于胃壁部位而抑制胃酸的生成,可有效抑制胃肠道上部黏膜损伤的形成。

适应证 ▶ 反流性食管炎。

用法用量 ▶ 口服。成人 1 次/d,20 mg/次。用于反复发作的反流性食管炎患者的维持治疗时,1 次/d,10 mg/次;如果疗效不佳,可增加至 1 次/d,20 mg/次。

注意事项 ▶

1) 肝肾功能障碍者及高龄者可能使本药代谢、排泄延迟,慎用。

2) 长期服用会使骨折的风险增加,还可能会导致胃肠道感染风险增加,如艰难梭菌感染。

3) 反流性食管炎维持治疗仅用于反复发作的患者。对于不需要维持治疗的患者,应避免使用本品。如果在较长时期内维持缓解且无复发风险,应考虑将每次 20 mg 剂量下调至 10 mg 剂量或停药。

4) 生物利用度受胃 pH 影响的药物(如三唑类的泊沙康唑、酮康唑、伊曲康唑和酪氨酸激酶抑制剂的厄洛替尼等），伏诺拉生可影响其吸收。

不良反应 ▶ 常见腹泻、便秘。偶见恶心、腹胀，肝功能异常，头痛，皮疹，水肿等。严重不良反应有休克、类速发过敏反应、全血细胞减少等。

相互作用 ▶ 本品主要通过肝脏药物代谢酶 CYP3A4 进行代谢，部分通过 CYP2B6、CYP2C19 和 CYP2D6 代谢。

1）伏诺拉生会降低抗病毒药（如阿扎那韦、利匹韦林、奈非那韦）、三唑类（如伊曲康唑）、酪氨酸激酶抑制剂（吉非替尼、尼洛替尼、厄洛替尼）疗效，应避免同服。

2）伏诺拉生会增强洋地黄强心苷（如地高辛、甲基地高辛）的疗效，避免同服。

3）应避免与 CYP3A4 抑制剂（如克拉霉素）同服，可使伏诺拉生血药浓度升高。

4）伏诺拉生应避免与 CYP3A4 敏感底物，尤其是窄治疗指数的药物（如咪达唑仑）同服，会导致这些药物的血药浓度增加。

规格 ▶ 富马酸伏诺拉生片：20 mg/片。

附录 10　关于孕妇使用质子泵抑制剂的选择

1. 妊娠用药分级：奥美拉唑 C 级，艾司奥美拉唑 B级，艾普拉唑、兰索拉唑、伏诺拉生无分级。

2. 艾司奥美拉唑药品说明书：临床试验未显示对妊娠有直接或间接的有害影响，可谨慎使用。

3. 兰索拉唑、伏诺拉生药品说明书：除非益处大于风险时才由医生考虑是否使用。

4. 艾普拉唑由于试验数据不足不推荐用于妊娠期妇女。见表 9-1。

表 9-1　质子泵抑制剂在特殊人群的使用[#]

特殊人群	奥美拉唑	兰索拉唑	泮托拉唑
肾功能异常	无须调整剂量	15 mg/d	无须调整
肝功能异常	严重者≤20 mg/d	慎用,15 mg/d	重度≤20 mg/d
老年人	无须调整	慎用	无须调整
儿童	可以使用	经验有限	无临床资料
妊娠期用药	可以使用	利＞弊时使用	利＞弊时使用
哺乳期用药	对婴儿影响较小	暂停哺乳	暂停哺乳
特殊人群	雷贝拉唑	艾司奥美拉唑	艾普拉唑
肾功能异常	无须调整	无须调整	慎用
肝功能异常	严重者慎用	严重者≤20 mg/d	慎用
老年人	无须调整	无须调整	无须调整
儿童	无临床资料	无临床资料	无临床资料
妊娠期用药	利＞弊时使用	慎用	不建议服用
哺乳期用药	暂停哺乳	暂停哺乳	暂停哺乳

注:[#]《质子泵抑制剂临床应用指导原则(2020 年版)》(中华人民共和国国家卫生健康委员会)

◈ 130. 米索前列醇

药理作用 ▶

1) 本品为天然前列腺素 E_1 的类似物,能够促进消化性溃疡愈合或缓解症状。本品对胃、十二指肠黏膜的保护作用是通过抑制基础的、刺激性的及夜间胃酸的分泌，减少胃酸的分泌量，降低胃液的蛋白水解酶活性，增加碳酸氢盐和黏液的分泌。

2）此外，本品具有宫颈软化，增强子宫张力及宫内压作用；与米非司酮序贯合用可显著增高或诱发早孕子宫自发收缩的频率和幅度；可终止妊娠。

适应证 ▶

1）本品用于治疗十二指肠溃疡和胃溃疡，包括关节炎患者由于服用非甾体抗炎药（NSAID）所引起的十二指肠溃疡和胃溃疡，保障其仍可继续使用 NSAID 治疗。本品还可用于预防使用 NASID 所引起的溃疡。

2）本品与米非司酮序贯合并使用，可用于终止停经49 d 内的早期妊娠。

用法用量 ▶

1）治疗或预防溃疡：①治疗溃疡，800 μg/d，分 2 或 4次服用，进餐时及睡前服用。②预防 NSAID 所致的溃疡，200 μg/次，2～4 次/d。

2）终止妊娠：参考说明书酌定终止妊娠用量。

注意事项 ▶

1）除终止妊娠妇女外，其他孕妇禁用。哺乳期妇女禁用。

2）有使用前列腺素类药物禁忌者，如青光眼、哮喘患者及过敏体质者等禁用。

3）心、肝、肾疾病患者及肾上腺皮质功能不全者禁用。

4) 带宫内节育器妊娠和怀疑宫外孕者禁用。

5) 用于 16 w(112 d)以内的终止妊娠时,米非司酮片与米索前列醇片应联合使用,不能单独使用。

6) 米索前列醇为 PGE₁ 类药物,对体温中枢有刺激作用,患者出现体温升高现象临床判断是否感染时,需考虑药物本身因素。

不良反应 ▶ 常见发热、腹泻、皮疹、心悸、异常阴道出血等。

相互作用 ▶ 应避免同时使用含镁的抗酸剂,可能加重米索前列醇引起的腹泻。

规格 ▶ 米索前列醇片:200 μg/片。

◈ 131. 铝碳酸镁

药理作用 ▶ 本品是抗酸抗胆汁的胃黏膜保护剂,可中和胃酸、可逆性选择性地结合胆酸、持续阻止胃蛋白酶对胃的损伤及增强胃黏膜保护因子的作用。

用法用量 ▶ 0.5 g~1.0 g(1~2 片)/次,3~4 次/d,嚼服。每日总剂量不应超过 6 g。

注意事项 ▶

1) 重度肾损害者、低磷血症者、重度肌肉无力或疲乏(重症肌无力)者禁用。

2) 肾功能损害者长期高剂量服用本品会导致血镁和血铝蓄积,如需使用应监测镁和铝水平,铝水平不可超过 40 μg/L。

3) 阿尔茨海默病或其他类型失智症患者应避免高剂

量或长期服用本品。

不良反应 ▶ 大剂量服用可导致软糊状便、大便次数增多/腹泻和呕吐，偶见便秘，口干和食欲不振。长期服用可导致血清电解质变化。

相互作用 ▶

1）由于铝可与其他药物结合，影响其他药物的吸收及摄取（如糖苷类、四环素类、铁制剂、地高辛、脱氧胆酸、氟化钠、法莫替丁、雷尼替丁、西咪替丁、香豆素衍化物和氧氟沙星、环丙沙星、诺氟沙星等喹诺酮类衍生物）。还可影响经尿排出的药物（例如水杨酸和奎尼丁）的溶解度。因此，这些药物应提前或推后 1～2 h 服用。

2）铝剂可吸附胆盐而减少脂溶性维生素的吸收，特别是维生素 A。

3）与苯二氮䓬类合用时吸收率降低。

4）与异烟肼类合用时后者吸收可能延迟与减少，与左旋多巴合用时吸收可能增加。

5）服用铝碳酸镁时，至少应提前或推后 1～2 h 方可服用酸性食物。

规格 ▶ 铝碳酸镁咀嚼片：0.5 g/片。

◈ 132. 硫糖铝

药理作用 ▶ 本品是胃黏膜保护剂。在酸性环境下形成一层保护膜，促进溃疡的愈合。还具有吸附胃蛋白酶、中和胃酸、胆汁酸的作用，并能促进内源性前列腺素 E 的合成以及吸附表皮生长因子，使之在溃疡或炎症处浓集，有利于黏膜再生。

用法用量 ▶ 口服。1 g/次，2～4 次/d，服用时请摇匀。

注意事项 ▶

1）长期大剂量服用本品，可能会造成体液中的磷的缺乏。甲状腺功能亢进或家族性低磷酸血症佝偻病等血磷酸盐过少的患者，不宜长期服用本品。

2）肝肾功能不全者或透析患者慎用或不用。

不良反应 ▶ 可有便秘或腹泻现象，偶有恶心、口干等。

相互作用 ▶ 抗酸药能影响硫糖铝疗效，服本品前30 min 内不宜服用抗酸药。

规格 ▶ 硫糖铝口服混悬液：120 ml（24 g）/瓶。

附录 11 **关于胃黏膜保护药孕妇用药**

1. 妊娠用药分级：硫糖铝 B 级，米索前列醇片 X 级、其他包括铝碳酸镁无分级。

2. 药品说明书中提示硫糖铝在妊娠期妇女中应慎用。铝碳酸镁提示服用本品后铝的血药浓度在正常范围内，为使胎儿的铝暴露量降至最低，应咨询医生后再短期应用。米索前列醇除终止妊娠妇女外，其他孕妇禁用。

◈ 133. 香豆素

药理作用 ▶ 羟甲香豆素为香豆素衍生物，能松弛奥狄括约肌,具有较强的解痉、镇痛作用,同时也能温和、持续地促进胆汁分泌,加强胆囊收缩和抑菌作用,具有明显的利胆作用,有利于结石排出,对胆总管结石有一定排石效果。此外,新近研究表明,透明质酸可作为新型冠状病毒感染进程的重要标志物,是患者肺部毛玻璃样病变形成的关键,而透明质酸合成抑制剂口服药羟甲香豆素通过降低透明质酸合成酶表达水平降低透明质酸水平,促进患者肺部病变吸收及淋巴细胞恢复等临床症状的改善。

适应证 ▸ 用于胆囊炎、胆石症、胆道感染、胆囊术后综合征。

用法用量 ▸ 口服,0.4 g/次,3 次/d,餐前服用。

注意事项 ▸ ①大剂量可引起胆汁分泌过度和腹泻。②炎症明显时应加用抗生素。③肝功能不全及胆道梗阻者慎用。

不良反应 ▸ 个别患者可有头晕、腹胀、胸闷、皮疹、腹泻等不良反应,停药后可自行消失。

规格 ▸ 羟甲香豆素片:0.2 g/片。

◈ 134. 复方消化酶Ⅱ

药理作用 ▸ 本品由胃蛋白酶、胰蛋白酶、胰淀粉酶和胰脂肪酶组成。胃蛋白酶能将蛋白质水解为蛋白胨,胰蛋白酶则可进一步将蛋白胨水解为短肽类等。胰淀粉酶和胰脂肪酶则具有消化淀粉和脂肪的作用。

用法用量 ▸ 口服。1 粒/次,3 次/d,餐前 15 min 服

用。本品宜用水整粒吞服,如吞咽困难,亦可打开胶囊,将小丸与水或流质同服,切忌嚼碎后服用。对于儿童,可打开胶囊,将小丸撒在少量液体上或者软食物上,不咀嚼吞下。

注意事项 ▶

1)急性胰腺炎早期和对猪肉蛋白制品过敏者禁用。

2)本品在酸性条件下易破坏,且含有的蛋白酶对口腔黏膜有刺激,故服用时切勿嚼碎。

不良反应 ▶ 本品用药期间可能出现轻度腹泻和轻度AST升高,可自行恢复。

相互作用 ▶

1)本品不宜与铝制剂、酸性药物、奥利司他等脂肪酶抑制剂同服。

2)本品与阿卡波糖或米格列醇合用时,后两者疗效降低。

规格 ▶ 复方消化酶Ⅱ胶囊:复方/粒。

◈ 135. 胰酶

药理作用 ▶ 本品是胰蛋白酶、胰淀粉酶、胰脂肪酶的混合物,有促进消化、增进食欲作用。

用法用量 ▶ 口服。成人 2～6 粒/次,3 次/d,餐前30 min 整粒吞服。

注意事项 ▶ ①胰酶替代治疗禁用于急性胰腺炎早期及有胆道梗阻时。②禁用于已知对猪肉蛋白或本品中任何成分过敏者。

不良反应 ▸ 偶有腹泻、便秘、胃部不适、恶心、皮疹等。

相互作用 ▸ ①本品不宜与酸性药物同服。②本品与等量碳酸氢钠同服,可增加疗效。

规格 ▸ 胰酶肠溶胶囊:0.15 g/粒。

◆ **136. 生长抑素**

药理作用 ▸ 生长抑素可抑制胃泌素和胃酸以及胃蛋白酶的分泌,治疗消化道出血。可减少胰腺的内分泌和外分泌,可有效预防和治疗胰腺手术后并发症。可以抑制胰高血糖素的分泌,可有效治疗糖尿病酮症酸中毒。

适应证 ▸ 用于治疗严重急性食管静脉曲张出血;严重急性胃或十二指肠溃疡出血,或并发性急性糜烂性胃炎或出血性胃炎;胰腺外科手术后并发症的预防和治疗;胰、胆和肠瘘的辅助治疗;糖尿病酮症酸中毒的辅助治疗。

用法用量 ▸ 本品采用静脉给药,通过慢速冲击注射 250 μg(3~5 min),或以 250 μg/h 的速度连续滴注[约相当于 3.5 μg/(kg·h)]给药。对酮症酸中毒的患者,以 100~500 μg/h 的速度静脉点滴本品同时配合胰岛素治疗。

注意事项 ▸

1) 在治疗初期会引起短暂的血糖水平下降,胰岛素依赖型糖尿病患者使用本品后,每隔 3~34 h 应测试一次血糖。

2）本品应单独注射或点滴给药，不与其他药物混溶。

3）妊娠、产后（产褥期）及哺乳期不应使用本品。

不良反应 ▶ 少数患者用药后产生恶心、眩晕、脸红、过敏性休克、低血糖伴有意识丧失和心悸、血压升高伴有意识水平下降等反应。当滴注本品的速度＞50 μg/min时，患者会出现恶心和呕吐现象。

相互作用 ▶ 本品可使环己烯巴比妥引起的睡眠时间延长，而且加剧戊烯四唑的作用，不应与这类药物或产生同样作用的药物同时使用。

规格 ▶ 注射用生长抑素：3 mg／支。

◇ 137. 奥曲肽

药理作用 ▶ 奥曲肽是人工合成的八肽化合物，为人生长抑素类似物。奥曲肽的药理作用与天然生长抑素相似，但其抑制生长激素、胰高血糖素和胰岛素的作用较强。奥曲肽可抑制促黄体生成素（LH）对促性腺激素释放激素（GnRH）的反应、降低内脏血流，抑制 5－羟色胺（5－HT）、胃泌素、血管活性肠肽、糜蛋白酶、胃动素、胰高血糖素的分泌。

适应证 ▶

1）肝硬化患者胃‐食管静脉曲张所致出血的紧急治疗。

2）预防胰腺手术后并发症。

3）缓解与功能性胃肠胰腺内分泌肿瘤有关的症状，如具有类癌综合征表现的类癌瘤。

4）肢端肥大症。

用法用量 ▶ 皮下注射，成人剂量如下。

1）食管-胃静脉曲张出血：连续静脉滴注 0.025 mg/h，最多治疗 5 d。在食管-胃静脉曲张出血的肝硬化患者中，可给予奥曲肽连续静脉滴注，0.05 mg/h 持续 5 d。

2）预防胰腺手术后并发症：皮下注射 3 次/d，0.1 mg/次，连续 7 d，第一次用药至少在术前 1 h 进行。

3）胃肠胰内分泌肿瘤：最初皮下注射 1～2 次/d，0.05 mg/次，根据临床反应和肿瘤分泌的激素浓度以及耐受性，渐增至 0.1～0.2 mg/次，3 次/d。

4）肢端肥大症：开始皮下注射 1 次/(8～12 h)，0.05～0.1 mg/次，然后每月做相应调整。多数患者每日最适剂量为 0.2～0.3 mg。不得超过 1.5 mg/d 的最大剂量，通过监测血浆生长激素水平，治疗数月后可酌情减量。如果用药 1 个月后仍无生长激素水平的降低和无临床反应，应考虑停药。

5）肝功能不全：肝硬化患者的药物半衰期延长，所以需要改变维持剂量。

6）需要血透的重度肾功能不全患者，需调整奥曲肽的维持用量。

注意事项 ▶

1）妊娠期间最好避免使用奥曲肽。奥曲肽治疗期间，应建议具有生育能力的女性患者在必要时采取适宜的避孕措施。

2）用于儿童的经验有限。

3）奥曲肽抑制胆囊收缩素的分泌，导致胆囊收缩能力下降,胆泥和结石形成的风险升高。

4)使用奥曲肽后,需严密监测血糖。

5)长期接受奥曲肽治疗的患者应监测甲状腺功能。

6)奥曲肽治疗期间,应监测肝功能。

不良反应 ▶ 包括胃肠道疾病、神经系统疾病、肝胆疾病以及代谢和营养疾病。最常见的不良反应为腹泻、腹痛、恶心、胀气、头痛、胆石症、高血糖和便秘。其他常见不良反应为头晕、局部疼痛、胆泥形成、甲状腺功能障碍、稀便、糖耐量受损、呕吐、无力和低血糖等。

相互作用 ▶

1)奥曲肽联合 β 阻滞剂、钙通道阻滞剂等,常见心动过缓的病例报告。

2)奥曲肽对生长激素、胰高血糖素和胰岛素具有抑制作用,可能会影响血糖调节。

3)奥曲肽能够降低环孢素的肠吸收和延迟西咪替丁的肠吸收。

4)奥曲肽与溴隐亭联合给药可以增加溴隐亭的生物利用度。

5)与其他主要通过 CYP3A4 代谢且治疗指数低的药物(如奎尼丁、特非那定)合用时应小心。

规格 ▶ 醋酸奥曲肽注射液:1 ml(0.1 mg)/支。

◈ **138. 西沙必利**

药理作用 ▶ 全胃肠促动力药。本品可增强食道蠕动和下食道括约肌张力,增加胃和十二指肠收缩性与胃窦-

十二指肠的协调性,加强肠的运动并促进小肠和大肠的转运。

用法用量 ▶

1)成人:口服,15～30 mg/d,分 2～3 次给药。

2)儿童:①体重为 25～50 kg 的儿童,最大剂量为 5 mg/次,4 次/d。②体重为 25 kg 以下的儿童,0.2 mg/(kg•次),3～4 次/d。

注意事项 ▶ 有心脏病、心律失常(心动过缓者、患有其他严重心脏节律性疾病者)、QT 间期延长者(包括先天 QT 间期延长或有先天 QT 间期延长综合征家族史者)、非代偿性心力衰竭患者禁用;有水、电解质紊乱(特别是低血钾或低血镁)的患者禁用;肺、肝、肾功能不全的患者禁用。婴幼儿禁用。

不良反应 ▶ 可发生瞬时性腹部痉挛、腹鸣和腹泻等。偶有过敏反应包括皮疹、瘙痒、荨麻疹、支气管痉挛,轻度短暂的头痛或头晕以及与剂量相关的尿频的报道。

相互作用 ▶

1)禁止同时口服或非肠道使用强效抑制 CYP3A4 酶的药物,包括三唑类抗真菌药、大环内酯类抗生素、HIV 蛋白酶抑制剂、奈法唑酮。

2)禁止与引起 QT 间期延长的药物一起使用。

3)本品可加速中枢神经系统抑制剂(如巴比妥酸盐、酒精等)的吸收,慎重同时使用。

4)西柚汁提高西沙必利口服生物利用度约 50%,避免与西柚汁同服。

规格 ▶ 西沙必利片:5 mg/片。

◈ **139. 莫沙必利**

药理作用 ▶ 本品为选择性5-羟色胺4(5-HT₄)受体激动剂,增强消化道(胃和小肠)运动,加快胃排空的作用。

用法用量 ▶ 成人通常用量为3次/d,5 mg/次,饭前或饭后口服。

不良反应 ▶ 主要不良反应为腹泻和稀便(0.8%),腹痛(0.4%),口渴(0.3%)等。

严重不良反应 ▶ 暴发性肝炎,肝功能障碍,黄疸(均不足0.1%)等。

相互作用 ▶ 抗胆碱药(如硫酸阿托品、丁溴东莨菪碱等)可使本品作用减弱,二者应分开间隔使用。

规格 ▶ 莫沙必利片:5 mg/片。

◈ **140. 甲氧氯普胺**

药理作用 ▶ 本品为多巴胺(D₂)受体拮抗剂,同时还具有5-羟色胺4(5-HT₄)受体激动效应,对5-HT₃受体有轻度抑制作用,可作用于延髓催吐化学感受区(CTZ)中多巴胺受体而提高CTZ的阈值,具有强大的中枢性镇吐作用。

用法用量 ▶

1) 口服:①成人,5～10 mg/次,3次/d。成人总剂量不得超过0.5 mg/(kg·d)。②小儿,5～14岁,2.5～

5 mg/次,3 次/d。小儿总剂量不得超过 0.1 mg/(kg·d)。

2）肌内或静脉注射：①成人，10～20 mg/次，不超过 0.5 mg/(kg·d)。②小儿，6 岁以下，0.1 mg/(kg·次)；6～14 岁，2.5～5 mg/次。

注意事项 ▶

1）下列情况禁用：①对普鲁卡因或普鲁卡因胺过敏者；②癫痫发作的频率与严重性均可因用药而增加；③胃肠道出血、机械性肠梗阻或穿孔，可因用药使胃肠道的动力增加，病情加重；④嗜铬细胞瘤可因药出现高血压危象；⑤不可用于因行化疗和放疗而呕吐的乳癌患者；⑥2 岁以下儿童禁用。

2）对晕动病所致呕吐无效。

3）醛固酮与血清催乳素浓度可因甲氧氯普胺的使用而升高。

4）严重肾功能不全患者剂量至少须减少 60%，这类患者容易出现锥体外系症状。

5）静脉注射甲氧氯普胺须慢，1～2 min 注完，快速给药可出现躁动不安，随即进入昏睡状态。

6）本品遇光变成黄色或黄棕色后，毒性增高。

7）有潜在致畸作用，孕妇不宜应用。

8）建议使用时间不要超过 14 d。

不良反应 ▶ 有昏睡、烦躁不安、疲怠无力、乳腺肿痛、恶心、便秘、皮疹、腹泻、睡眠障碍、眩晕、严重口渴、头痛、容易激动、锥体外系反应等。用药期间出现乳汁增多，是由于催乳素的刺激所致。注射给药可引起直立性低血压。

相互作用 ▶

1）与对乙酰氨基酚、左旋多巴、锂化物、四环素、氨苄青霉素、环孢素和地西泮等同用时，胃内排空增快，使后者在小肠内吸收增加。

2）与乙醇或中枢抑制药等同时并用，镇静作用均增强。

3）与抗胆碱能药物和麻醉止痛药物合用有拮抗作用。

4）与抗毒蕈碱麻醉性镇静药并用，甲氧氯普胺对胃肠道的能动性效能可被抵消。

5）由于其可释放儿茶酚胺，正在使用单胺氧化酶抑制剂的高血压患者，使用时应注意监控。

6）与阿扑吗啡并用，后者的中枢性与周围性效应均可被抑制。

7）与西咪替丁、地高辛同用，后者的胃肠道吸收减少，如间隔 2 h 服用可以减少这种影响；本品还可增加地高辛的胆汁排出，从而改变其血浓度。

8）与能导致锥体外系反应的药物，如吩噻嗪类药（如氯丙嗪）等合用，锥体外系反应发生率与严重性均可有所增加。

规格 ▶ 甲氧氯普胺片：5 mg／片；甲氧氯普胺注射液：1 ml（10 mg）／支。

◈ 141. 复方甘草酸苷制剂

药理作用 ▶

1）抗炎作用：抗过敏及阻碍花生四烯酸代谢酶。

2）免疫调节作用：T 细胞活性化调节、γ-干扰素诱发、活化 NK 细胞；促进胸腺外 T 细胞分化等作用。

3）抑制肝细胞损伤，促进肝细胞增殖。

4）抑制病毒的增殖及灭活作用。

用法用量 ▶

1）口服：3 次/d，成人 2～3 片/次，小儿 1 片/次，饭后服用。

2）注射：成人通常 1 次/d，5～20 ml 静脉注射；慢性肝病 1 次/d，40～60 ml 静脉注射；用药剂量限度为 100 ml/d。

注意事项 ▶

1）醛固酮症患者、肌病患者、低钾血症患者禁用。

2）有血氨升高倾向的末期肝硬化患者禁用。

3）老年患者应谨慎使用本品。由于本品中含有甘草甜素，与其他甘草制剂合用时，可增加体内甘草甜素含量，易出现假性醛固酮增多症。

4）可出现乏力感、肌力低下、肌肉痛、四肢痉挛、麻痹等横纹肌溶解的症状，在发现 CK(CPK)升高，血、尿中肌红蛋白升高，应停药并给予适当的处置。

不良反应 ▶ 主要不良反应为假性醛固酮症，可以出现低血钾症、血压上升、钠及体液潴留、水肿、尿量减少、体重增加等症状以及横纹肌溶解，肌酸激酶(CPK)升高，血、尿中肌红蛋白升高等。

相互作用 ▶ 与噻嗪类及降压利尿剂同时使用时可能出现低血钾症，应特别注意血钾的检测。

规格 ▶ 复方甘草酸苷片：25 mg/片；复方甘草酸苷注

射液：20 ml/支。

◈ 142. 多烯磷脂酰胆碱

药理作用 ▶ 本品通过直接影响膜结构使受损的肝功能和酶活力恢复正常，同时调节肝脏的能量平衡，促进肝组织再生。还能将中性脂肪和胆固醇转化成容易代谢的形式，有稳定胆汁作用。

用法用量 ▶

1）口服：吞服、不要咀嚼。12 岁以上的儿童、青少年和成年人开始时 3 次/d，2 粒（456 mg）/次。每日服用量最大不能超过 6 粒（1 368 mg）。

2）注射：成人和青少年一般 1～2 支/d，缓慢静注，严重病例 2～4 支/d，如需要，剂量可增加至 6～8 支/d。

注意事项 ▶

1）已知对大豆制剂、磷脂酰胆碱过敏和/或对本品中任何成分过敏的患者禁用。

2）不推荐在妊娠或哺乳期间应用本品。

3）口服剂型不得用于 12 岁以下儿童。注射剂型 3 岁以下儿童禁用。

4）本品含有苯甲醇，禁止用于儿童肌内注射。

5）严禁用电解质溶液（生理氯化钠溶液、林格液等）稀释多烯磷脂酰胆碱注射液。

不良反应 ▶ 在大剂量服用时偶尔会出现胃肠道紊乱。在极罕见的情况下，可能会出现过敏反应，如皮疹、荨麻疹、瘙痒等。

相互作用 ▶ 本品与注射用还原型谷胱甘肽、复方氨基酸注射液、维生素 K_1 注射剂、左氧氟沙星注射剂、注射用丁二磺酸腺苷蛋氨酸等药品存在配伍禁忌，联合用药时应分别滴注，且应使用 5% 或 10% 葡萄糖注射液、5% 木糖醇注射液等非电解质溶液冲管或换管。

规格 ▶ 多烯磷脂酰胆碱胶囊：228 mg/粒；多烯磷脂酰胆碱注射液：5 ml(232.5 mg)/支。

◈ 143. 谷胱甘肽

药理作用 ▶ 谷胱甘肽是含有巯基(SH)的三肽类化合物，在人体内具有活化氧化还原系统、激活 SH 酶、解毒、辅酶等重要生理活性。可促进碳水化合物、脂肪及蛋白质的代谢，以调节细胞膜的代谢过程。谷胱甘肽与多种外源性、内源性有毒物质结合生成减毒物质。

用法用量 ▶

1）口服：成人常用量为 400 mg/次，3 次/d。

2）肌注、静脉给药

① 肝病：病毒性肝炎，1.2 g/次，1 次/d，静脉注射，30 d；重症肝炎，1.2～2.4 g/次，1 次/d，静脉注射，30 d；活动性肝硬化，1.2 g/次，1 次/d，静脉注射，30 d；脂肪肝，1.8 g/次，1 次/d，静脉注射，30 d；酒精性肝炎，1.8 g/次，1 次/d，静脉注射，14～30 d；药物性肝炎，1.2～1.8 g/次，1 次/d，静脉注射，14～30 d。

② 低氧血症：剂量 1.5 g/m²，溶于 100 ml 生理盐水，静脉给药。

注意事项 ▶

1）该药可引起过敏性休克。医生应询问患者药物过敏史，用药过程中要密切监测，如果出现哮喘、胸闷、气促、呼吸困难、心悸、大汗、血压下降等症状和体征，应立即停药并及时治疗。

2）有哮喘发作史的患者慎用。

不良反应 ▶ 有心悸、呼吸困难、呼吸急促、咳嗽、哮喘、头晕、头痛、恶心、呕吐、腹痛、皮疹、瘙痒、多汗、潮红、胸痛、寒战、发热、注射部位疼痛、静脉炎等。

相互作用 ▶ 本品不得与维生素 K_3、维生素 B_{12}、泛酸钙、乳清酸、抗组胺药、长效磺胺药和四环素等混合使用。

规格 ▶ 谷胱甘肽片：0.1 g/片；注射用谷胱甘肽：1.2 g/瓶。

◈ 144. 乙酰半胱氨酸

药理作用 ▶ 乙酰半胱氨酸为还原型谷胱甘肽（GSH）的前体，属体内氧自由基清除剂。也可通过改善血液动力学和氧输送能力，扩张微循环，发挥肝脏保护作用。

适应证 ▶ 用于肝衰竭早期治疗。也用于药物性肝损害尤其是对乙酰氨基酚中毒。

用法用量 ▶ 成人常用量：8 g，1 次/d。用 10% 葡萄糖注射液 250 ml 稀释，静脉滴注。也可 50～150 mg/kg 给药。

注意事项 ▶ ①对于支气管哮喘患者或有支气管痉挛史患者在用本品期间应严密监控，如发生支气管痉挛须立即停药。②本品宜单独输注。

不良反应 ▶ 滴注过快可出现过敏症状,宜缓慢静脉输注。

规格 ▶ 乙酰半胱氨酸注射液:20 ml(4 g)/支。

◈ 145. 洛哌丁胺

药理作用 ▶ 洛哌丁胺可与肠壁的阿片受体结合,抑制乙酰胆碱和前列腺素类的释放,从而减少推动性蠕动,可增强肛门括约肌的张力,从而减少大便失禁和便急。

用法用量 ▶

1)成人:急性腹泻,成人2粒,以后每次不成形便后服用1粒。慢性腹泻,成人2粒,以后可调节每日剂量以维持每日1~2次正常大便。成人一日最大剂量不超过8粒。

2)儿童:急性腹泻,儿童1粒。慢性腹泻,儿童1粒。儿童给药剂量与体重相关(最大剂量3粒/20 kg体重),每日最大剂量不超过8粒。

注意事项 ▶

1)高于推荐剂量的盐酸洛哌丁胺有尖端扭转型室速、心搏骤停和死亡的风险,禁止使用高于推荐剂量的盐酸洛哌丁胺。

2)本品禁止用于<2岁的患儿。

3)由于本品的大部分可以代谢,代谢产物和原形药物经粪便排泄,因此肾病患者不需进行剂量调整。

不良反应 ▶ 头痛(1.2%)、便秘(2.7%)、肠胃胀气(1.7%)、恶心(1.1%)等。

相互作用 ▶ 洛哌丁胺为P-糖蛋白底物。

1）洛哌丁胺（单剂量 16 mg）与奎尼丁或利托那韦（两者均为 P‑糖蛋白抑制剂）、酮康唑（为 CYP3A4 和 P‑糖蛋白的抑制剂）可使洛哌丁胺血药浓度增加。

2）洛哌丁胺（单剂量 4 mg）与伊曲康唑（CYP3A4 和 P‑糖蛋白的抑制剂）、吉非贝齐（CYP2C8 抑制剂）可使洛哌丁胺血药浓度增加。

规格 ▶ 洛哌丁胺胶囊：2 mg/粒。

◈ 146. 蒙脱石

药理作用 ▶ 本品为天然蒙脱石微粒粉剂，对消化道内的病毒、病菌及其产生的毒素、气体等有极强的固定、抑制作用。此外，对消化道黏膜还具有很强的覆盖保护能力，修复、提高黏膜屏障对攻击因子的防御功能，具有平衡正常菌群和局部止痛作用。

用法用量 ▶

1）成人：口服，1 袋（3 g）/次，3 次/d。

2）儿童：1 岁以下，1 袋/d，分 3 次服；1～2 岁，1～2 袋/d，分 3 次服；2 岁以上，2～3 袋/d，分 3 次服。

注意事项 ▶ 治疗急性腹泻时，应同时注意纠正脱水。

不良反应 ▶ 少数人可能产生轻度便秘。

规格 ▶ 蒙脱石散：3 g/袋。

◈ 147. 消旋卡多曲

药理作用 ▶ 消旋卡多曲是一个脑啡肽酶抑制剂，保护内源性脑啡肽免受降解,延长消化道内源性脑啡肽的生理活性,减少水和电解质的过度分泌。口服消旋卡多曲作用于外周脑啡肽酶,不影响中枢神经系统的脑啡肽酶活性,且对胃肠道蠕动和肠道基础分泌无明显影响。

用法用量 ▶ 1 月以上婴儿和儿童的急性腹泻,3 次/d,1.5 mg/(kg·次);单日总剂量应不超过 6 mg/kg。

1)婴儿服用剂量:1~9 月龄(体重<9 kg),10 mg(1 袋)/次,3 次/d;9~30 月龄(体重 9~13 kg),20 mg(2 袋)/次,3 次/d。

2)儿童服用剂量:30 月龄~9 岁(13 kg~27 kg),30 mg(3 袋)/次,3 次/d;9 岁以上(体重>27 kg),60 mg(6 袋)/次,3 次/d。

3)成人首次服用 1 粒(100 mg),3 次/d。

注意事项 ▶ 禁用:肝肾功能不全者;不能摄入果糖,对葡萄糖或半乳糖吸收不良,缺少蔗糖酶、麦芽糖酶的患者;对消旋卡多曲过敏的患者。

不良反应 ▶ 偶见嗜睡、皮疹、便秘、恶心和腹痛等。

相互作用 ▶

1)红霉素、酮康唑等 CYP3A4 抑制剂可能减缓消旋卡多曲的代谢,增加毒性。

2)利福平等 CYP3A4 诱导剂可能降低消旋卡多曲的抗腹泻作用。

规格 ▶ 消旋卡多曲颗粒:10 mg/袋;消旋卡多曲胶囊:100 mg/片。

◈ 148. 间苯三酚

药理作用 ▶ 间苯三酚直接作用于胃肠道和泌尿生殖道平滑肌,是亲肌性非阿托品非罂粟碱类纯平滑肌解痉药。

用法用量 ▶ 肌内或静脉注射:1~2 支(40~80 mg)/次,1~3 支(40~120 mg)/d。静脉滴注:每日剂量可达 5 支(200 mg),稀释于 5% 或 10% 葡萄糖注射液中静脉滴注。

注意事项 ▶

1)该注射液不能与安乃近在同一注射针筒混合使用(可引起血栓性静脉炎)。

2)本品长期低温(10℃以下)存放可能析出结晶,使用前可加热(40~50℃)溶解,待结晶溶解后,晾至 37℃仍可使用。

不良反应 ▶ 极少有过敏反应,如皮疹、荨麻疹等。

相互作用 ▶ 避免与吗啡及其衍生物合用,因其有致痉挛作用。

规格 ▶ 间苯三酚注射液:4 ml(40 mg)/支。

◈ 149. 乳果糖

药理作用 ▶ 乳果糖不被吸收,在结肠中通过渗透作用增加结肠内容量,刺激结肠蠕动,保持大便通畅,缓解便秘,同时恢复结肠的生理节律。

用法用量 ▶ 根据疾病情况而定,对于便秘及治疗肝性脑病等治疗剂量可以不同。

1) 对于便秘,推荐剂量见表 9－2。

表 9－2　乳果糖口服液便秘患者用药剂量

年龄	起始剂量(ml/d)	维持剂量(ml/d)
成人	15～30	10～25
7～14 岁儿童	15	10～15
1～6 岁儿童	5～10	5～10
婴儿	5	5

2) 肝性脑病:30～50 ml/次,3 次/d。

注意事项 ▶ ①本品含有可吸收的糖,糖尿病患者慎用。②消化道梗阻、急腹症患者禁用。③服用本品后不宜行肠镜电烙术,因肠内有高浓度氢气引起爆炸危险。

不良反应 ▶ 消化系统不良反应,如腹泻、腹痛、呕吐等。

相互作用 ▶ ①广谱抗生素、抑酸剂可降低本品的药效。②可导致结肠 pH 依赖性药物的失活(如美沙拉嗪缓释颗粒剂、美沙拉嗪片)。③本品与利尿剂、肾上腺皮质激素、两性霉素 B 联用时,可增加钾流失和毒性。

规格 ▶ 乳果糖口服液:60 ml(40.02 g)/瓶。

◈ **150. 二甲硅油**

药理作用 ▶ 本品为抗泡沫剂。二甲硅油表面张力小,能改变气泡表面张力,使其破裂,从而能使胃肠道内泡沫中贮留的气体得以排出,可提高胃镜检查及放射检查的清晰度,更清晰地显示胃肠道黏膜表面的细微结构。

用法用量 ▶

1) 胃镜检查:在喷射麻醉剂前,口服或灌注本品 0.5%～1.0%的水悬液 30～50 ml,30 min 完成镜检。

2) 胃肠气钡双重对比检查:在服用产气粉后,服用含本品 0.2%～0.4%的硫酸钡混悬液,服后 2～5 min 完成摄片。

3) 结肠气钡双对比灌肠:在硫酸钡混悬液中按 0.2%～0.4%加入本品,进行双重造影法灌肠,当气钡充盈全结肠后进行摄片。

注意事项 ▶ 本品水悬液用时新鲜配制,并应于 3 d 内用完。

规格 ▶ 二甲硅油散:2.5 g/瓶。

◈ 151. 枯草杆菌肠球菌二联活菌制剂

药理作用 ▶ 本品含肠道微生态制剂(颗粒剂 1 袋含屎肠球菌 1.35×10^8 个,枯草杆菌 1.5×10^7 个;胶囊剂 1 粒含屎肠球菌 4.5×10^8 个,枯草杆菌 5.0×10^7 个)。

用法用量 ▶

1) 12 岁以上儿童及成人:胶囊剂型,1～2 粒/次,2～3 次/d。

2) 2 岁以上 12 岁以下儿童:颗粒剂型,1～2 袋/次,1～2 次/d。

3）2 岁以下儿童：颗粒剂型，1 袋/次，1～2 次/d。

注意事项 ▶ 因本品为活菌制剂，用温开水或温牛奶冲服时，温度不能＞40 ℃。

相互作用 ▶ 与制酸药、抗菌药、铋剂、鞣酸、活性炭、酊剂等合用时可减弱疗效，应错时分开服用。

规格 ▶ 枯草杆菌二联活菌颗粒：1 g/袋；枯草杆菌二联活菌胶囊：0.25 g/粒。

◈ 152. 酪酸梭菌肠球菌三联活菌制剂

药理作用 ▶ 肠道微生态制剂（1 片含酪酸梭菌：$1 \times 10^5 \sim 1 \times 10^8$ 个；糖化菌：$1 \times 10^5 \sim 1 \times 10^8$ 个；屎肠球菌：$2 \times 10^5 \sim 4 \times 10^8$ 个）。

用法用量 ▶ 成人 2 片/次，3 次/d。5 周岁以上、15 周岁以下按成人的半量服用。3 个月以上至 5 岁的小儿用药酌减。

注意事项 ▶ 因本品为活菌制剂，用温开水或温牛奶冲服时，温度不能＞40 ℃。

相互作用 ▶ 本品与氨茶碱、异烟肼混合着色，故请勿混合使用。制酸药、抗菌药、铋剂、鞣酸、活性炭、酊剂等能抑制、吸附或杀灭活菌，与本品合用时应错时分开服用。

规格 ▶ 酪酸梭菌肠球菌三联活菌片：0.2 g/片。

◈ 153. 双歧杆菌三联活菌制剂

药理作用 ▶ 本品为肠道微生态制剂，1 粒含长型双歧杆菌、嗜酸乳杆菌、粪肠球菌＞$1.0×10^7$ 个。

用法用量 ▶ 成人 2 次/d，2～4 粒/次，重症加倍。儿童用药酌减。

注意事项 ▶ 因本品为活菌制剂，用温开水或温牛奶冲服时，温度不能＞40℃。

相互作用 ▶ 制酸药、抗菌药、铋剂、鞣酸、活性炭、酊剂等能抑制、吸附或杀灭活菌，与本品合用时应错时分开服用。

规格 ▶ 双歧杆菌三联活菌胶囊（培菲康）：210 mg/粒。

◈ 154. 双歧杆菌四联活菌制剂

药理作用 ▶ 肠道微生态制剂（1 片含婴儿双歧杆菌、嗜酸乳杆菌和粪肠球菌分别≥$0.5×10^6$ CFU；蜡样芽孢杆菌≥$0.5×10^5$ CFU）。

用法用量 ▶ 口服，3 片/次，3 次/d。重症加倍。儿童用药酌减。

注意事项 ▶ 因本品为活菌制剂，用温开水或温牛奶冲服时，温度不能＞40℃。

相互作用 ▶ 氯霉素、头孢菌素、红霉素、青霉素对本品中的活菌有抑制作用。铋剂、鞣酸、药用炭、酊剂等能抑制、吸附或杀灭活菌，不应合用。

规格 ▶ 双歧杆菌四联活菌片（思连康）：0.5 g/片。

附录 12 关于抗生素相关性腹泻的微生态制剂推荐品种

对于抗生素相关性腹泻，参考《益生菌儿科临床应用循证指南》，推荐以下微生态品种：双歧杆菌、保加利亚乳杆菌、嗜热链球菌、枯草杆菌、地衣芽孢杆菌、酪酸梭状芽孢杆菌、嗜酸乳杆菌、粪肠球菌、屎肠球菌、布拉酵母菌等。艰难梭菌相关性腹泻推荐使用布拉酵母菌。见表 9 - 3。

表 9 - 3　国内使用的益生菌

商品名	通用名	菌种(菌株编号)		CFU/包、袋或片	贮藏条件
		原生菌制剂			
丽珠肠乐	双歧杆菌活菌胶囊 双歧杆菌活菌散	青春型双歧杆菌(DM8504)		$>5×10^8$	阴凉处
培菲康	双歧杆菌三联活菌散 双歧杆菌三联活菌胶囊	长双歧杆菌(NQ-1501) 嗜酸乳杆菌(YIT2004) 粪肠球菌(YIT0072)		$>1×10^7$ $>1×10^7$ $>1×10^7$	2~8℃避光
贝飞达	双歧杆菌三联活菌肠溶胶囊	长双歧杆菌(NQ-1501) 嗜酸乳杆菌(YIT2004) 粪肠球菌(YIT0072)		$>1×10^7$ $>1×10^7$ $>1×10^7$	2~8℃避光

（续 表）

商品名	通用名	菌种（菌株编号）	CFU/包/袋或片	贮藏条件
金双歧	双歧杆菌乳杆菌三联活菌片	长双歧杆菌（NQ-1501） 保加利亚乳杆菌（NQ-2508） 嗜热链球菌（NQ-5405）	$>0.5×10^6$ $>0.5×10^6$ $>0.5×10^6$	2~8℃避光
思连康	双歧杆菌四联活菌片	婴儿双歧杆菌（CICC6069） 嗜酸乳杆菌（YIT2004）	$>0.5×10^6$ $>0.5×10^6$	2~8℃避光
普乐拜尔	双歧杆菌四联活菌片	粪肠球菌（YIT0072） 蜡状芽孢杆菌（DM423）	$>0.5×10^6$ $>0.5×10^5$	
聚克	复合乳酸菌胶囊	乳酸乳杆菌 嗜酸乳杆菌（YIT2004） 乳酸链球菌	$>2×10^5$	≤20℃避光
常乐康	酪酸梭菌二联活菌胶囊 酪酸梭菌二联活菌散	酪酸梭状芽孢杆菌（CGM-CC0313.1） 婴儿型双歧杆菌（CGM-CC0313.2）	$>1×10^8$ $>1×10^9$	2~8℃避光
宝乐安	酪酸梭菌活菌散剂	酪酸梭状芽孢杆菌（CGM-CC0313.1）	$>1.5×10^7$	室温

（续　表）

商品名	通用名	菌种(菌株编号)	CFU/包、袋或片	贮藏条件
阿泰宁	酪酸梭菌活菌胶囊		>6.3×10^5	
常立宁	酪酸梭菌活菌片剂		>5.25×10^5	
诺怡	酪酸梭菌糖化菌肠球菌活菌片 酪酸梭菌糖化菌肠球菌活菌散剂	酪酸梭菌(To-A) 肠球菌(T-110)	1×10^9	室温
米雅	口服酪酸菌活菌散剂 口服酪酸菌活菌片	酪酸梭状芽孢杆菌(MIYAIRI 588)	>1×10^6	室温
共生菌制剂				
妈咪爱	枯草杆菌二联活菌颗粒	枯草杆菌(R-179) 屎肠球菌(R-026)	>1.5×10^7 >1.35×10^8	≤25℃避光
美常安	枯草杆菌二联活菌肠溶胶囊	枯草杆菌(R-179) 屎肠球菌(R-026)	>5×10^7 >4.5×10^8	≤25℃避光
整肠生	地衣芽孢杆菌活菌颗粒 地衣芽孢杆菌活菌胶囊 地衣芽孢杆菌活菌片剂	地衣芽孢杆菌(BL20386)	>2.5×10^8	室温

（续 表）

商品名	通用名	菌种（菌株编号）	CFU/包、袋或片	贮藏条件
肠复康	促菌生/乐腹康	蜡样芽孢杆菌（DM423）	>20×10⁸	≤25℃避光
源首胶囊	蜡样芽孢杆菌活菌制剂	蜡样芽孢杆菌（DM423）	>20×10⁸	≤25℃避光
爽舒宝	凝结芽孢杆菌活菌片	凝结芽孢杆菌（TBC169）	>1.75×10⁷	室温干燥
		真菌制剂		
亿活	布拉酵母菌散 布拉酵母菌胶囊	布拉酵母菌	>3.25×10⁸	≤25℃避光

❁❧ 参考文献 ❧❁

［1］中华预防医学会微生态学分会儿科学组.益生菌儿科临床应用循证指南［J］.中国实用儿科杂志,2017(2):81-90.

［2］李俊.临床药理学［M］.6版.北京:人民卫生出版社,2018.

［3］杨宝峰,陈建国.药理学［M］.9版.北京:人民卫生出版社,2018.